Prof. Dr. Markus Metka
Dr. Johannes Neuhofer

Die Kosmetik Revolution

SCHÖNHEIT KOMMT VON INNEN

UEBERREUTER

Die Ratschläge und Empfehlungen dieses Buches wurden von Autoren und Verlag nach bestem Wissen und Gewissen erarbeitet und sorgfältig geprüft. Dennoch kann eine Garantie nicht übernommen werden. Ein Haftung der Autoren, des Verlages oder seiner Beauftragten für Personen- Sach- und Vermögensschäden ist ausgeschlossen.

Redaktionelle Bearbeitung: Martina Parker
Martina Parker ist Fachjournalisten für die Bereiche Beauty und Food. Sie ist Ressortleiterin bei der Österreichischen Frauenzeitschrift WIENERIN und als Fachautorin für weitere Medien wie z. B. WIENER oder PRESSE SCHAUFENSTER tätig

ISBN 978-3-8000-7322-1

Covergestaltung: Kurt Hamtil, Verlagsbüro Wien
Coverfoto: © Goodshoot/Corbis

Druck: Druckerei Theiss GmbH, A-9431 St. Stefan i. Lav.
7 6 5 4 3 2 1

Ueberreuter im Internet: www.ueberreuter.at

Inhalt

Einleitung

Unsere Gesellschaft befindet sich im Wandel. Der medizinische Fortschritt, ein erhöhtes Gesundheitsbewusstsein und verbesserte Lebensbedingungen sorgen dafür, dass wir immer älter werden. In nur 50 Jahren wird die Hälfte unserer Bevölkerung über 50 Jahre alt sein. Was nicht heißt, dass die Menschen auch so leben und aussehen werden wie frühere Generationen in dieser Alterklasse. Die Babyboomer-Generation – das sind die, die zwischen 1946 und 1964 geboren wurden – zeigt heute schon den Kurswechsel an. Ihre Angehörigen sind bei Weitem fitter, aktiver und auch modischer als jede andere Generation zuvor in diesem Alter und sie sind allem Neuen gegenüber aufgeschlossen. Klarerweise möchten sie auch so lange wie möglich jung und gut aussehen. Und das gelingt auch, denn das Alter, das im Reisepass steht, wird mehr und mehr zur bloßen Zahl. Viel wichtiger als das chronologische ist nämlich das biologische Alter. Und das summiert sich einzig und allein aus dem Lebensstil.

Dass Menschen unterschiedlich rasch altern, kann jeder bestätigen, der schon einmal auf einem späteren Klassentreffen war. Manche Schulkollegen wirken um Jahre jünger als andere.

Gute Gene? Mitnichten, denn die genetische Disposition trägt nur zu 30 Prozent zur Hautalterung bei. Der Rest summiert sich aus der Lebensführung: Richtige Ernährung, Bewegung und gute Pflege lassen uns optisch jünger aussehen, als wir sind; falsche Ernährung, ständiger Stress, Nikotin, übermäßiger Alkoholkonsum und mangelnde

Bewegung lassen uns auf Dauer nicht nur alt aussehen, sondern tragen auch dazu bei, dass wir uns alt fühlen. Denn all diese ungesunden Komponenten beschleunigen die Bildung von freien Radikalen und Entzündungsstress in der Haut. Die Haut wird schneller schlaff, welk und faltig. Doch diese Hau(p)tfeinde können entlarvt und neutralisiert werden.

Cremes und Lotionen zum Auftragen auf die Haut sind mittlerweile gut etabliert und gehören für die meisten Anwender zur täglichen Routine. So eröffnet die Möglichkeit, die Haut zusätzlich von innen zu pflegen, völlig neue Horizonte. Die Wirkstoffe, dic in den richtigen Lebensmitteln und in dosierten Nahrungsmittelergänzungen – genannt Nutricosmetics – stecken, werden über den Blutkreislauf in den ganzen Körper transportiert – so auch in die gesamte Haut. Sie nähren und stärken sie, schützen vor den Angriffen der freien Radikale und dämmen unbemerkte Mikroentzündungen in der Haut ein. Und das flächendeckend von der kleinen Zehe bis zum Ohrläppchen.

Essen ist nicht nur Nahrung für den Körper, es ist auch eine starke Medizin. Richtig ausgewählte Lebensmittel machen Sie gesünder und schöner, Sie werden vor Energie strotzen und Ihre Haut wird von innen leuchten und strahlen. Jahrelange Fehlernährung hingegen führt nicht nur unweigerlich zu all den bekannten Zivilisationskrankheiten, die dadurch hervorgerufenen schleichenden Entzündungen im Körper lassen Sie auch vorzeitig altern.

Jeder von uns möchte so alt wie möglich werden, dabei aber keinen Tag älter aussehen als 35.

Nährcremes, Botox, Faltenunterspritzungen, Gewebsfüller und ähnliche Eingriffe können wertvolle Dienste leisten, aber man vergisst dabei völlig, dass der Grundstein für die Schönheit durch einen gesunden Lebenswandel und hier wiederum besonders durch die richtige Ernährung gelegt wird.

Schon Hippokrates mahnte zur Eigenverantwortlichkeit, indem er seinen Patienten sagte: »*Warum jammerst du, dass du krankt bist. Du hast es doch selbst in der Hand, wie gesund oder krank du bist.*«

Den Schluss, den wir daraus für die Hautalterung ziehen können, lautet: Überdenken Sie Ihren Speiseplan, auf dem Nahrungsergänzungsmittel nicht fehlen dürfen, und Sie werden Ihr Ziel, Ihr jugendliches Aussehen zu bewahren, erreichen.

Paradoxerweise werden Ratschläge wie der zu einer gesünderen Ernährung oft als Binsenweisheit abgetan. Und dann seltsamerweise nicht einmal ansatzweise befolgt, weil man fürchtet, ein gesünderer Lebenswandel, eine andere Ernährung als die gewohnte wären zu mühsam, würden zu viele Einschränkungen bedeuten.

Wir werden Ihnen in diesem Buch das Gegenteil beweisen. Weder müssen Sie fortan eine unrealistische Diät befolgen, noch von heute auf morgen Ihr Leben total verändern.

Wir werden Ihnen wohlschmeckende Lebensmittel vorstellen, die ob ihrer Inhaltsstoffe reine Hautnahrung sind und die sich mit jeder individuellen Essvorliebe kombinieren lassen.

Wir werden Ihnen verraten, welche Nahrungsergänzungsmittel auf Ihrem Speiseplan nicht fehlen dürfen, wie

Sie Ihre Ernährung in Minischritten optimieren können und so in nur 28 Tagen – denn so lange dauert im Durchschnitt die Regeneration der obersten Hautschicht – um Jahre jünger und gesünder aussehen werden.

1. Die Haut als Spiegel von Körper und Seele

Schon für den großen Naturheilarzt Chr. W. Hufeland (1762–1836) war die Haut eines der wichtigsten Organe. Er kritisierte, dass sie oft nur als schöne Hülle und nicht in ihrer wahren Bedeutung gesehen würde, nämlich als Seismograf für unseren Gesamtzustand.

Als es in der Medizin weder technische Geräte noch Laboruntersuchungen gab, mussten sich Ärzte in ihrer Diagnostik auf das stützen, was sie sahen. Und das war neben Urin, Blut und Stuhl auch insbesondere die Haut, die den gesundheitlichen Zustand widerspiegelte und oft Hinweise auf verschiedene innere Erkrankungen brachte.

Sicherlich kennt so mancher noch den Zusammenhang von großen Basedow-Augen und einer Schilddrüsenüberfunktion oder denkt bei Spinnenmalen und roten Handflächen an eine Lebererkrankung. Doch die Mediziner gingen früher noch viel weiter.

Sie haben am Urin gerochen oder ihn sogar gekostet um Diabetes mellitus nachzuweisen. Sie achteten auf rote Bäckchen, die auf eine Mitralklappen-Insuffizienz hindeuten, oder brachten blasse, trockene gräulich-fahle Haut mit Nierenerkrankungen in Verbindung.

Heute bezieht kaum mehr ein Mediziner das Hautbild in seine Diagnostik mit ein. Er misst den Blutdruck, macht ein EKG bzw. eine Echokardiografie oder bekommt die Nierenfunktionsparameter noch am Tag der Erstuntersuchung. Aus diesem Grund ist das Wissen um wertvolle äußere Hinweise auf innere Erkrankungen weitgehend verloren gegangen. Was nicht bedeutet, dass wir uns bei der Beurteilung eines Menschen nicht auf eine Art medizinischen Urinstinkt verlassen. Das trifft nicht nur auf die Partnerwahl zu, wo die Menschen seit Anbeginn der Evolution zur Sicherung der Fortpflanzung Partnern den Vorzug gaben, die aussahen, als würden sie vor Gesundheit strotzen. Auch wenn wir einen Mitarbeiter einstellen wollen, bewerten wir ihn instinktiv nach seinem äußeren Erscheinungsbild und beurteilen dabei auch instinktiv jene gesundheitlichen Kriterien, die seine Attraktivität ausmachen.

Gesund ist schön und schön ist gut. Nach diesen Kriterien geht man auch beim Pferdekauf vor: Ein gesundes Gebiss und ein glänzendes Fell sprechen für eine gute Konstitution. Und so wie Rosstäuscher das Fell mit einem Arsentrank künstlich zum Glänzen brachten, um potenzielle Käufer zu täuschen, liegt es auch in der Natur des Menschen, sich selbst schöner herauszuputzen. Mit Zahnkronen, Haartönungen und Schminke versuchen wir für den Nächsten jugendlicher und damit attraktiver zu erscheinen.

Unser Hauptinteresse gilt vorwiegend der kosmetischen Verschönerung der Haut und damit lediglich dem Fassadenputz. Dabei wird oft vergessen, dass die Haut viel mehr ist als bloße Hülle. Über die Haut stehen wir in Verbindung mit unserer Umwelt und grenzen uns gleichzeitig von ihr ab. Sie macht es möglich, dass wir unsere Umwelt »berühren« und »begreifen« können. Sie ist Berührungs- und Kontaktorgan, Ausdrucks- und Sexualorgan. Sie dient zur Atmung und zur Ausscheidung, z. B. in Form von Schweiß.

Die Haut als Indikator

Vor allem fernöstliche Kulturen sehen die Haut als eine Art energetisches Netzwerk für Lebensbahnen und Energiepunkte. Sie vertreten die These, dass sich jede Störung eines inneren Organs auf unsere Haut projiziert. Und umgekehrt, dass jede Reizung eines entsprechenden Hautareals nach innen zu dem betreffenden Organ weitergeleitet wird. In der klassischen Naturheilkunde finden diese Zusammenhänge bei Akupunktur, Reflexzonentherapien und Fußreflexzonenmassage Berücksichtigung.

Die Haut reflektiert aber nicht nur das Körperliche, sie spiegelt auch unsere Gefühle wider. Unserer Haut können wir nichts vormachen. Sie ist rosig, wenn wir uns wohl fühlen. Wir werden rot vor Scham, weiß vor Schreck oder grau, wenn wir uns den Magen verdorben haben. Wie ein empfindlicher Seismograf spiegelt sie unser Wohlbefinden wider.

Ärger und Stress lassen Fieberbläschen sprießen, Pickel erblühen oder sorgen für hektische rote Flecken im Gesicht. Dauerstress macht den Teint alt und grau. Menschen, die einen schweren Schicksalsschlag erleiden, scheinen über Nacht um Jahre gealtert und ihr Haar wird weiß. Bekannt sind auch die Zusammenhänge zwischen Hirn und Haut – bei psychischem Stress beginnen Dermatosen (Hautkrankheiten) zu blühen oder werden gar erst ausgelöst, wie viele Neurodermitis- oder Schuppenflechte-Patienten berichten.

All diese Beispiele klingen logisch, es gibt aber auch auf

den ersten Blick paradox erscheinende Zusammenhänge. Begeisterte Jogger wirken trotz der vielen Bewegung an der frischen Luft oft um Jahre älter als Gleichaltrige. Oder nehmen wir Ihre extrem kalorienbewusste Freundin her, die trotz teurer Luxuspflege mit vorzeitigen Falten kämpft.

Bisher ging man davon aus, dass in diesen Fällen die Gene dran schuld seien. Doch modernste wissenschaftliche Erkenntnisse haben ganz andere Schuldige entlarvt: winzige, unsichtbare Entzündungsherde. Diese revolutionäre Erkenntnis eröffnet eine komplett neue Sichtweise zur Hautalterung und zur Erhaltung Ihrer Schönheit. Das Stichwort lautet: »Löschen Sie Ihren innerer Brand!«

Denn es sind Fehlernährung und Stress, die Ihre Hormone und Ihre körpereigenen Botenstoffe durcheinanderbringen und so diese minimalen, unbemerkten und schmerzlosen Mikroentzündungen in der Haut verursachen – die wahren Gründe von Falten, schlaffer Haut und hängenden Gesichtskonturen und vorzeitiger Hautalterung.

Das Geniale an dieser Erkenntnis: Jetzt, wo der Feind entlarvt ist, kann man ihn auch wirkungsvoll bekämpfen. Mit einem Löschtrupp aus richtiger Ernährung, wirksamen Nutricosmetics und effektiven Methoden zur Stressbekämpfung.

Die Ergebnisse werden Sie verblüffen. Denn im Kampf gegen die brennenden Hautfeinde ist die Hauterneuerung selbst Ihr bester Verbündeter: Rund alle 28 Tage erneuern sich Ihre Hautzellen. Das bedeutet, dass Sie mit den richtigen Maßnahmen bereits in einem Monat um Jahre jünger und gesünder aussehen können als heute.

2. Eine faszinierende Reise durch die Haut

Hautnah betrachtet wirkt unsere Haut sehr zart und hauchdünn. Doch diese sensible Hülle hat es in sich. Bei einem durchschnittlichen Erwachsenen beträgt ihre Fläche rund zwei Quadratmeter und wiegt rund vier Kilogramm.

Abseits von diesen Eckdaten sind es aber vor allem ihr Aufbau und ihre vielfältigen Funktionen, die die Haut so bedeutend machen.

Die Haut besteht aus insgesamt drei Schichten, die einen perfekten Schutzschild gegen alle äußeren Einflüsse wie Hitze, Kälte, Nässe, aber auch krank machende Erreger und schädigende UV-Strahlen darstellen. Ähnliche Kräfte stecken übrigens in den Schalen der Pflanzen und Früchte, die wir uns zunutze machen können; doch dazu später. In den einzelnen Hautschichten befinden sich neben Abwehrzellen, Blut- und Lymphgefäßen, Schweiß- und Talgdrüsen auch Nervenfasern und jede Menge Sinneszellen, die uns Wahrnehmungen über das Organ Haut ermöglichen. Kleinste Körperhärchen, um deren Wurzeln sich Nervenfasern winden und dadurch den Reiz verstärken, helfen uns bei der Wahrnehmung. Auch das Fühlen geschieht über winzige, wie Spindeln, Kolben oder Scheiben geformte Sinneszellen, die blitzschnell unterschiedlichste Empfindungen registrieren.

Tastkörperchen und Nervenendungen drängen sich je nach Region unterschiedlich dicht in der Haut. Und auch die Hautdicke ist je nach Bedarf unterschiedlich: mal dick wie an den Fußsohlen oder an den Händen, die oft fest zupacken müssen; mal zart wie bei den Augenlidern oder den Lippen, die oftmals der zärtlichen Liebkosung dienen.

Die Oberhaut – die chinesische Mauer lebt

Die erste Schicht, die Oberhaut, schützt uns vor mechanischen und chemischen Reizen. Dafür sorgt ihre Oberfläche aus abgestorbenen, miteinander verbackenen Hornzellen, die zwar ständig abgestoßen, aus den tieferen Schichten der Epidermis aber regelmäßig – gleich einem Förderband – nachproduziert und nach oben geschoben werden.

Ein kaum wahrnehmbarer Film überzieht die Haut. Dieser besteht aus alten Zellen sowie aus Talg und Schweiß. Er hält die Haut geschmeidig und schützt dank seines schwachen Säuregehaltes vor schädlichen Bakterien und Pilzbefall. Erst kürzlich wurden sogenannte Defensine (Aminosäuren, die den Organismus schützen) entdeckt, die gleich einem starken Streitheer ungebetene Gäste wie Bakterien und Pilze vernichten.

In die Haut eindringende Fremdstoffe werden bereits hier an der obersten Grenzschicht attackiert. Die oberste Etage der Haut besteht aus Milliarden Arbeiterzellen, die eine Verbindung vom Hautinneren zur Außenwelt schaffen. Ihre Aufgabe ist es, das Milieu der Umgebung zu erkunden. Sie berichten dem Gehirn, dem Chef unseres Körpers, von Kälte und Wärme, aber auch von Zärtlichkeit und Schmerz. Das Gehirn ordnet diese Informationen entsprechend ein und lässt uns reagieren.

So wird auch jede Substanz, mit der unsere Haut in Berührung kommt, überprüft. Oft wird in Sekundenschnelle entschieden, ob sie akzeptiert werden darf oder ob sie als unerwünschter Eindringling bekämpft werden muss. Diese Entscheidung regelt die Haut mit einer ganzen Reihe von Stoffen, die auf die verschiedensten Aufgaben bzw. »Eindringline« spezialisiert sind.

Die Arbeiterpopulation ist nicht nur allzeit bereit und wachsam, sie bekommt auch ständig Nachschub. Bis ins hohe Alter bleiben die Urväter der Arbeiterzellen aktiv und produzieren ständig neue Zellen nach, die zur Oberfläche streben. Dort beenden sie ihr Leben mit ihrer letzten großen Aufgabe: Sie schützen als totes Hornmaterial »ihren Herrn«, bis sie endgültig abfallen.

Wenn die Haut verrücktspielt

Leider können sich bei der Tätigkeit der Arbeiterzellen manchmal aber auch Fehler einschleichen und es werden durchaus wohlwollende Eindringlinge in die Haut sofort verhaftet und übermäßig bekämpft. Wenn beispielsweise Nickel- oder Chrom-Ionen über unechten Schmuck oder Zementstaub eindringen wollen, dann schlagen die Arbeiterzellen falschen Alarm und die Haut reagiert mit Rötungen, Reizungen, Hautausschlägen und Allergien auf den vermeintlichen Feind.

Die in der Oberhaut befindlichen Arbeiterzellen haben die Aufgabe, negative äußere Reize wahrzunehmen und als Reaktion darauf einen Abwehrmechanismus auszulösen. Dies geschieht durch biologische Signale, die von den Nervenenden weitergegeben werden.

Im Falle von empfindlicher Haut sind diese Nervenenden überaktiv. Sie reagieren auch auf geringste Reize, die normale Haut absolut »kalt« lassen würden, und setzen sich vehement zu Wehr.

Dieser hauteigene Abwehrprozess ist nicht nur extrem unangenehm, er hat auch eine Langzeitschädigung der Haut zur Folge. Denn die Abwehrreaktion richtet sich nicht nur gegen den einen Reiz auslösenden Stoff, sondern auch gegen die eigenen Hautzellen. Die Folge: Der Alterungsprozess wird beschleunigt.

Tritt diese Reaktion zu oft auf, wird darüber hinaus die Zellaktivität empfindlich gestört, was zu einer weiteren Schwächung der natürlichen Schutzbarriere führt. Die Reizschwelle sinkt und es entsteht ein ständiger Kreislauf, denn die Haut antwortet auf leichteste Reize mit übertriebenen Reaktionen und kann ihr Gleichgewicht nicht mehr wiederfinden.

Während die gesunde Haut fähig ist, fremde und schädlich erscheinende Störfaktoren zu analysieren und zu eliminieren, ist die empfindliche Haut in ihrer Schutzfunktion überfordert. Sie kann nicht mehr rasch und effizient genug reagieren. Das Gleichgewicht zwischen Körperinnerem und Umwelt ist gestört. Die Folge ist ein geschwächtes Abwehr- und Schutzsystem. Die Haut reagiert zunehmend mit Irritationen.

Die Selbstdiagnose Allergie ist allerdings oft zu schnell und unkritisch gestellt. Bei den typischen Symptomen Brennen, Rötungen und Schwellungen handelt es sich meist »nur« um eine Sofortreaktion überempfindlicher Haut. Von einer Allergie spricht man erst dann, wenn das Immunsystem beteiligt ist. Und das lässt sich nur durch eine hautärztliche Untersuchung nachweisen. Woran man eine echte Allergie außerdem erkennen kann: Sie tritt nur extrem selten spontan auf – also z. B. nicht unmittelbar nach dem Auftragen einer neuen Creme. Die Hautreaktion zeigt sich erst frühestens nach drei bis fünf Stunden. Sensible Haut hingegen reagiert sofort, wenn ihr ein bestimmter Reiz nicht gefällt.

Pigmente als Schutz vor UV-Licht

Unsere Arbeiterzellen sind oft unter Dauerbeschuss von UV-Strahlen, von denen manche tief in die Haut eindringen und das Genmaterial in den Zellkernen bedrohen. Zum Schutz vor schädlichen UV-Strahlen hat die Haut eine ausgeklügelte Verteidigungsstrategie entwickelt. Sie schützt sich mittels Bräune und durch Verdickung der Hornhaut, der so genannten Lichtschwiele.

Hauttypen

Keltischer Typ (Typ 1)

Dem keltischen Typ gehören im deutschen Sprachraum etwa 2 Prozent der Bevölkerung an.

Merkmale:

- sehr helle Hautfarbe
- rötliches oder hellblondes Haar
- blaue, grüne oder hellgraue Augen
- Sommersprossen
- sehr helle Brustwarzen

- wird nicht braun, sondern bekommt Sommersprossen, sehr häufig Sonnenbrand

Nordischer Typ (Typ 2)

Dem nordischen Typ gehören im deutschen Sprachraum etwa 12 Prozent der Bevölkerung an.

Merkmale:

- helle Hautfarbe
- blonde oder hellbraune Haare
- blaue, graue oder grüne Augen
- oft Sommersprossen
- mäßig braune Brustwarzen
- wird nur langsam braun, häufig Sonnenbrand

Mischtyp (Typ 3)

Dem Mischtyp gehören 78 Prozent der Bevölkerung im deutschen Sprachraum an.

Merkmale:

- mittlere Hautfarbe
- dunkelbraunes oder hellbraunes Haar, manchmal auch blondes oder schwarzes Haar
- braune, blaue, grüne oder graue Augen
- kaum Sommersprossen
- gut pigmentierte Brustwarzen
- wird relativ schnell braun, manchmal Sonnenbrand

Mediterraner Typ (Typ 4)
Dem mediterranen Typ gehören 8 Prozent der Bevölkerung im deutschen Sprachraum an.

Merkmale:
- bräunliche Haut, auch in ungebräuntem Zustand
- braune Augen
- braunes oder schwarzes Haar
- keine Sommersprossen
- dunkle Brustwarzen
- wird schnell braun, selten Sonnenbrand

Die Intensität der sich bildenden Bräune ist je nach Hauttyp unterschiedlich, doch der Mechanismus ist bei allen Menschen der gleiche. Verantwortlich für die braune Farbe sind Pigmentzellen, die so genannten Melanozyten, die wie Wächter relativ geschützt am Boden der Oberhaut auf der Lauer liegen. Sie versorgen die Arbeiterzellen mit abgepackten Pigmentkügelchen, dem Melanin. Dies ist ein dunkler Farbstoff, der sich wie ein Schirm schützend über den heiligen Schrein, den Zellkern, legt, in dem die göttliche Information, der genetische Code, enthalten ist, und die schädliche Wirkung der Sonneneinstrahlung abschirmt. Zusätzlich zu der in unserem Kulturkreis so begehrten Bräune wehrt sich die Haut noch mit einem weiteren Schutzmechanismus gegen die UV-Bestrahlung. Sie verdickt ihre obersten Hautschichten und lässt so die besonders aggressiven UVB-Strahlen gar nicht in die Gefahrenzone vordringen. Bis dieses Bollwerk fertig ist, dauert es aber 14 Tage.

Leider braucht es allerdings auch – wenn man sich der Sonne aussetzt – einige Tage, bis die Produktion in diesen Pigmentzellen in Schwung kommt und der notwendige Eigenschutz erreicht wird. In diesem kritischen Zeitraum kommt es leicht zu Sonnenbränden und Zellschäden, die oft viel später einmal, vielleicht erst nach 20 Jahren, zu einem lebensbedrohlichen Hautkrebs werden können. Besonders die hellen Hauttypen 1 und 2 müssen aufpassen, denn diese bilden nur ein qualitativ minderwertiges Phäo-Melanin (Pigment, das u. a. für die Haar- und Hautfarbe zuständig ist) aus, das selbst wiederum zur Quelle von Radikalen wird und in den Folgejahren noch häufiger zu Hautkrebs ausartet.

Wie sich Tomaten vor Sonnenbrand schützen

In der menschlichen Haut schützen Pigmentzellen vor Sonnenbrand. Diese sogenannten Melanozyten haben eine gewisse chemische Struktur, die die UV-Strahlung reflektiert. Betrachtet man eine Tomate, so sieht man, dass diese in ihrer Schale eine noch viel größere reflektierende, parabolspiegelartige Struktur hat. Die Natur hat das so eingerichtet, weil Tomaten ja keine Beine haben und nicht aus der Sonne in den Schatten flüchten können. Die Tomate schützt sich durch ihre Moleküle, und hier insbesondere durch den Wirkstoff Lycopin, vor UV-Strahlen.
Das Faszinierende ist, dass sich auch jeder Mensch diese riesigen Parabolspiegel der Tomaten zunutze machen kann, ganz einfach indem wir reichlich Tomaten essen. Denn dadurch wird das Lycopin in unsere Hautareale eingebaut und wirkt dort sozusagen als zusätzlicher Sonnenabwehr-Reflektor-Parabolspiegel.

Die Lederhaut – der magische Zauberwald

Direkt unter der Oberhaut liegt die Lederhaut, die der Haut Festigkeit und Elastizität verleiht, sie mit Sauerstoff und Nährstoffen versorgt. Sie ist mit der Oberhaut durch dicht stehende Zapfen, die wie Kirchtürme in die Oberhaut ragen, verbunden. Diese verzahnte Anordnung sorgt für eine starke und dauerhafte Verbindung der beiden Schichten, sodass ihr auch starke Scher- und Reibekräfte nichts anhaben können. Sonst würde sich die Oberhaut bei jedem Anstreifen wie die Haut eines reifen Pfirsichs von der Lederhaut lösen; ein Phänomen, das bei den sogenannten »Schmetterlingskindern« (in diesem Fall aber ausgelöst durch einen Gendefekt) zu beobachten ist. Die Grundstrukturen sind die Bindegewebszellen, die sowohl Fasern als auch Hyaluronsäure bilden. Die Kollagenfasern, die den Löwenanteil ausmachen, sind unelastisch, aber gewellt angeordnet und verleihen der Haut Festigkeit. Die elastischen Fasern verspannen die Lederhaut wie zahlreiche Gummischnüre dreidimensional und halten sie flexibel. Zwischen den Fasern und Zellen findet sich die Hyaluronsäure, die viel Wasser binden kann und damit die Prallheit der Babyhaut bewirkt. Wichtiges Detail am Rande: Bereits mit 20 Jahren ist nur mehr ein Bruchteil dieses Feuchtigkeitskerns erhalten. Im fortgeschrittenen Alter ist er fast ganz verschwunden. Falten haben somit jede Menge Möglichkeit, sich zu vertiefen.

In der Lederhaut wurzeln auch unsere Haare und Körperhärchen. Daneben sitzen als dichte Knäuel die Schweißdrüsen, die in kleinen Schlingen nach oben in die Freiheit münden.

Zwei Millionen Schweißdrüsen sorgen, durch das Verdampfen von bis zu vier Litern Flüssigkeit, für die nötige Verdunstungskälte auf der Haut, die den Körper auf konstanter Kerntemperatur hält.

Das Gehirn überprüft diese Vorgabe ständig mit Hilfe der Wärme- und Kälterezeptoren in der Haut sowie der Temperaturmessung des Blutes. Wenn die Temperatur zu heiß wird, erweitern sich die Gefäße, um Wärme nach außen zu leiten, um den Organkern nicht zu überhitzen. Bei Kälte ziehen sich die Gefäße zusammen und halten die Wärme im Körper zurück.

Die Haut wirkt also wie eine Klimaanlage für den Organismus. Für diese wichtige Aufgabe hat die Lederhaut 20-mal mehr Gefäße zur Verfügung, als sie für ihre eigene Versorgung benötigen würde. Die Gesundheit dieser Gefäße ist unerlässlich für die Jungerhaltung der Haut. Denn der Mensch ist so alt, wie es seine Gefäße sind. Dieser Spruch hat nicht nur aus dem Mund von Gefäßchirurgen oder Herzspezialisten Gültigkeit, sondern eben auch bei Hautärzten bzw. Ärzten, die sich auf die Thematik Anti-Aging spezialisiert haben. Und für eine frische und jugendliche Haut dürfen die unzähligen Hautgefäße nicht den kleinsten Hauch von Arteriosklerose aufweisen, denn jede Art von Gefäßverengung bedeutet eine Minderdurchblutung, die sich in Fahlheit und Faltenbildung ausdrückt. Nur wenn diese kleinen, millionenfachen Gefäße frei von kleinen Entzündungsherden sind, bleibt Ihre Haut gesund, schön und jung.

Vor Gefäßverengungen kann sich die Haut auf Dauer nicht selbst schützen; in einem anderen Bereich leistet sie aber begrenzt Selbsthilfe. Wenn die Hormonproduktion in den inneren Drüsen zur Neige geht, kann die Haut zur Unterstützung ihrer Jugendlichkeit trotzdem selbst weiter Hormone produzieren. Die lokale Hormonproduktion endet oft erst zehn Jahre nach dem Versiegen der Keimdrüsen, denn sie weiß, wie sehr sie für das strahlende Aussehen verantwortlich ist. Sie ist schließlich die optische Visitenkarte ihres Chefs. Die Haut überdauert somit die Hormonproduktion der anderen hormonbildenden Organe über Jahre.

Die Unterhaut – die üppige Vorratskammer

Die dritte Schicht, die Unterhaut, auch Subcutis genannt, schützt durch ihr Fettgewebe vor allem die Organe vor Einwirkungen von außen und bewahrt den Organismus vor Unterkühlung. Sie ist ein Energiespeicher und in Form von Läppchen ausgebildet. Diese sind oft bei übermäßiger Ansammlung als Orangenhaut oder Cellulite an der Oberfläche zu sehen – sehr zum Unmut der meist weiblichen Besitzer. Bei einer Abmagerungskur bleiben die Zellen erhalten, schrumpfen zusammen wie Dörrzwetschken und freuen sich schon auf den nächsten Diätfehler, wo sie sich sofort wieder gierig mit Fett vollsaugen und zu schönen, runden Fettzellen werden, die ihren Zellkern so an den Rand drücken, dass er im Schnitt aussieht wie ein Faschingskrapfen.

Fazit

Um unsere Haut funktionsfähig, gesund und schön zu erhalten, braucht sie unsere Fürsorge und Pflege. Dabei hilft besonders eine Anti-Aging-Ernährung, die der Haut alle Vitalstoffe zuführt, um sie lange jung und schön zu erhalten.

3. Der »innere Brand«

Das Wort »Entzündung« verbindet jeder mit Schmerzen und auffälligen Rötungen sowie Schwellungen. Doch eine der gefährlichsten Entzündungsarten im Körper verläuft komplett ruhig und schmerzlos. Die Ärzte nennen diesen Zustand *»silent inflammation«*, die »stille Entzündung« oder Inflamm-Aging (Inflamm = Entzündung; Aging = engl. Alterung).

Schon in der Kultur der alten Kelten war bekannt, dass Entzündungsschutz wichtig ist. Sie konsumierten regelmäßig Weidenrinde, die in konzentrierter Form Salicylsäure (Weide lateinisch = Salix), also Aspirin, enthält.

In der modernen Welt dringt die Gefahr der *»silent inflammation«* erst langsam ins Bewusstsein der Öffentlichkeit. Dabei ist jeder von uns zu einem gewissen Grad von ihr betroffen. Doch diese stillen Entzündungsvorgänge sind nicht spürbar, verursachen keine Schmerzen und deswegen tun wir auch nichts dagegen. Die winzigen Entzündungsherde im Körper können sich aber wie ein Lauffeuer ausbreiten, bis die Zellen kollabieren und der Körper mit chronischen Krankheiten oder – was die Haut betrifft – mit einer stark verfrühten Hautalterung reagiert.

Die normale Reaktion des Körpers auf Verletzungen sind Entzündungen. Dabei werden körpereigene Fresszellen losgeschickt, um eindringende Bakterien, Viren und beschädigtes Gewebe zu beseitigen. Beginnt der Heilungsprozess, wird auch der Entzündungsprozess beendet. So der Idealfall. Bei der »stillen Entzündung« hingegen denken die

Fresszellen gar nicht daran, den einmal begonnenen Kampf zu beenden. Weil keine »echten« Feinde mehr da sind, attackieren sie nun gesunde Körperzellen und leiten damit einen schleichenden Verfall ein.

» Wie ein riesiger Eisberg im Eismeer

Man kann sich das Ganze wie einen riesigen massiven Eisberg vorstellen, der sich unbemerkt im Eismeer bildet und dessen Spitze auch erst nach langer Zeit an der Oberfläche sichtbar wird. Die stillen Entzündungen sammeln sich über Jahre und Jahrzehnte an, bis sie plötzlich in Form von Herzinfarkt, Alzheimer oder eben auch einer vorzeitig stark gealterten Haut an die Oberfläche kommen. Eine der Eisbergspitzen, die in diesem Bild über der Meeresoberfläche herausragt, ist in diesem Sinne eben eine altersgeprägte Haut. Denn vor allem in der Haut kommt es stressbedingt ständig zu entzündlichen Vorgängen. Die Konsequenz: Die Haut altert, weil Entzündungen die Zellstrukturen zerstören, und dabei kann sogar das genetische Material der Zellen oxidieren.

Deshalb wird es immer wichtiger, die körpereigenen Reparaturvorgänge richtig zu unterstützen, denn die Schönheitschirurgie, wie sie heutzutage in der ganzen Welt boomt, kann nur die äußere, sichtbare Fassade korrigieren, nicht aber das Grundgerüst.

Wissenschaftler haben herausgefunden, dass das zerstörerische Treiben der Fresszellen auf Stress, Fehlernährung und das damit in Zusammenhang stehende hormonelle Ungleichgewicht im Körper zurückzuführen ist. Und dieses lässt sich vor allem mit der richtigen Ernährung in den Griff bekommen.

Insulin, Glucagon und Eikosanoide, die drei wichtigen Botenstoffe, können durch richtige Nahrungsmittel in die optimale Balance kommen.

Übergewichtige Menschen haben es besonders schwer, da jede zu viel vorhandene Fettzelle das hormonelle Gleichgewicht beeinträchtigt und zudem weitere Entzündungsfaktoren produziert.

Unsere Nahrung – ein Orchester

Mit unserer Nahrung nehmen wir einerseits entzündungshemmende, andererseits entzündungsfördernde Fette zu uns.
Das Ziel wäre es, die Balance unserer Nahrungsmittel so ausgewogen zu halten wie bei einem Orchester, wo das Verhältnis so gestaltet sein sollte, dass es einen schönen Gesamtklang ergibt. Entzündungsfördernde Nahrungsmittel sollten nur in minimalen Mengen zu sich genommen werden, da aus Dissonanzen sonst leicht Missklänge werden.

Die häufigsten Brandstifter
... stecken in fetten tierischen Produkten wie z. B. im typischen Heurigenessen:
- Schweineschmalz
- Eigelb
- Leber- und Leberstreichwurst
- fetten Räucherschinken und Würsten

Dennoch ist es nicht notwendig, völlig auf tierische Produkte zu verzichten.

Vergleichsweise wenig entzündungsfördernde Arachidonsäure enthalten Milchprodukte wie

- Molke
- Topfen
- Buttermilch
- Jogurt
- aber auch magere Puten- und Hühnerbrust sowie magerer Schinken

Die Feuerwehr für die Haut:

- Lachs
- Makrele
- Hering
- Tunfisch
- Sardine
- Walnüsse
- Olivenöl
- Leinöl
- Vollkornprodukte

Vorreiter im Kampf gegen die »*silent inflammation*« ist der amerikanische Bestsellerautor Dr. Barry Sears. Seiner Ansicht nach sind Entzündungen, die im Hintergrund ohne Schmerzen ablaufen, Hauptverursacher für Arteriosklerose, Herz-Kreislauf-Erkrankungen, Alzheimer, Krebs und eben auch die vorschnelle Hautalterung. Nach dem Leitspruch »*silent inflammation kills you*« muss laut Sears alles getan werden, um diese diffusen Entzündungen einzudämmen. Das kann zu einem großen Teil durch die richtige Nahrungszusammensetzung erreicht werden.

Sears empfiehlt dafür die von ihm entwickelte »*zone diet*«, eine Ernährungspyramide, die vor allem auf Obst und Gemüse basiert; dazu kommen Eiweiß und – in geringeren Mengen – Kohlenhydrate. Zusätzlich empfiehlt Sears die Einnahme von reichlich Omega-3-Fettsäuren, also die Engelsfette, die antioxidativ und entzündungshemmend wirken.

Die gesundheitlichen Aspekte der Omega-3-Fettsäuren sind unumstritten. Sie wirken besonders entzündungshemmend und damit nicht nur gesundheitsfördernd, sondern sind auch die Anti-Aging-Waffe schlechthin.

Antientzündliche Omega-3-Fettsäure ist somit auch die stärkste Waffe gegen die stille Hautentzündung. Zwar benötigen wir generell sowohl Omega-3- (u. a. in Fischöl, Rapsöl, Walnüssen) als auch Omega-6-Fettsäuren (u. a. in Fleisch, Wurst, Sonnenblumenöl), ideal ist aber ein Verhältnis von 2:1 zwischen den entzündungsfördernden Omega-6- und den entzündungshemmenden Omega-3-Fettsäuren. Diesen Idealwert findet man allerdings nur in Japan. In der westlichen Welt beträgt das Verhältnis erschreckenderweise im Durchschnitt 15:1. Hinzu kommt, dass die Ressourcen für Omega-3-Fettsäuren immer knapper werden.

Experten befürchten, dass es neben der zu erwartenden Erdölkrise noch zu einer gesundheitlich viel bedrohlicheren anderen Ölkrise kommen wird, nämlich zu einer Krise bei Omega-3-Fettsäuren. Grund dafür ist, dass die Fischbestände geringer werden und das Wissen um die Bedeutung der Omega-3-Fettsäuren in der Anti-Aging-Medizin in einer überalterten Bevölkerung rasch wächst und die Ressourcen dadurch knapp werden. Das vor allem in Fischöl enthaltene Omega-3-Fett ist von so immenser Bedeutung für das gesunde Altern, dass es bei einer weiteren Verknappung des »Rohstoffes« zu internationalen Konflikten kommen könnte. Diese »Engelsfette« sind von höchster Bedeutung für die Entwicklung des Kindes und gewinnen in der verschärften Situation des Alterns wiederum einen überragenden Stellenwert.

Wer auf Lebertran und Fischöl verzichtet, weil er fürchtet, damit auch konzentrierte Schwermetalle aufzunehmen, kann beruhigt sein: Neue Verfahren des Zentrifugierens sorgen dafür, dass alle potenziellen Schadstoffe in Nahrungsergänzungsmittel eliminiert werden.

⏩ So vermeiden Sie Hautentzündungen:

Die stillen Hautentzündungen bekommen Sie dauerhaft nicht mit Kortison oder Aspirin, sondern mit einer entzündungshemmenden Ernährung in den Griff. Das bedeutet naturbelassene Gerichte wie Wildlachs mit Blattspinat, Fruchtsalat mit Nüssen oder Grillhuhn mit Salat statt Käsekrainer, Pommes und Leberkässemmel.

In den nächsten Kapiteln werden Sie nicht nur erfahren, wie sich Ihre Ernährung zusammensetzt, Sie werden auch die sieben wichtigsten Nahrungsmittel zur Rettung Ihrer Haut kennen lernen.

Was Sie sich schon jetzt bewusst machen sollten:

- Raus aus der Ölkrise – füllen Sie Ihre Omega-3-Fettspeicher auf! Und zwar durch regelmäßigen Genuss von fettreichen Fischsorten sowie die zusätzliche Einnahme von Fischölkapseln. Tauschen Sie Sonnenblumen- und Maiskeimöl gegen Oliven-, Raps-, Leinsamen- und Hanföl aus.
- Reduzieren Sie Zucker und Weißmehlprodukte! Sie verkleben die Zellzwischenräume wie zäher Honig und fördern Hautentzündungen, indem sie das Gewebe steif und unelastisch machen.
- Bleiben Sie schlank! Bei Übergewicht werden verstärkt entzündliche Botenstoffe produziert. Besonders gefährdet sind Menschen mit einem großen Bauchfettanteil.
- Bauen Sie verstärkt antientzündliche Gewürze wie Ingwer, Zimt oder Kurkuma und vor allem die neuen Vitamine mit ihren fantastischen entzündungshemmenden Wirkungen in Ihre Ernährung ein!

4. Die Götterdämmerung der Schönheit – freie Radikale

⏩ Die zwei größten Gefahren für Ihre Schönheit:

- oxidativer Stress (zu viel an freien Radikalen)
- inflammatorischer Stress (zu viel an »stillen« Entzündungen)

Weitere wichtige Hautfeinde, die Sie kennen sollten, sind freie Radikale. Das sind aggressive, sauerstoffhaltige Moleküle mit zerstörerischer Wirkung, die überall vorkommen. Sie bringen Autolack zum Rosten, Äpfel zum Faulen und die Haut zum Welken, indem sie die Zellen schädigen und Fettmoleküle »ranzig« werden lassen. Dermatologen machen sie daher für bis zu 80 Prozent der vorzeitigen Hautalterung verantwortlich. Die Faltenbeschleuniger attackieren die Haut wie eine Burg. Je mehr Angriffe auf die Haut stattfinden, umso eher wird sie zu einer Ruine.

Beziehungskiller

»Man muss sich die freien Radikale vorstellen, wie rücksichtslose italienische Junggesellen«, erklärt der Kosmetikwissenschaftler Paolo Giacomini. Sie sind frei, daher ungebunden, rauben aber einem anderen Atom das über ein Elektronenpaar gebunden ist, ein Elektron. Dieses »rächt« sich, indem es nun seinerseits loszieht und in eine andere »intakte Zweierbeziehung« einbricht, um dort ein anderes Elektron »abzuwerben«.

Was dabei entsteht, ist Chaos in der atomaren Beziehungsstruktur. Denn die freien Radikale treffen wie kosmische Blitze auf alle Strukturen, die wohlgeordnet ihre Arbeit verrichten wollen, und schädigen nicht nur ihre Kraftwerke, sondern torpedieren auch ihre genetische Reinheit. So bewirken sie ein immer größer werdendes Chaos, das sich auf der Haut durch Scheckigkeit, Gefäßvermehrung, Altersflecken und Falten sichtbar macht.

Da der Schutz vor der Wirkung freier Radikale im wahrsten Sinne des Wortes lebensnotwendig ist, besitzt der Körper wirksame Abwehr- und Reparaturmechanismen.

Gerade reifere Haut braucht beim Kampf gegen die freien Radikale dringend Hilfe in Form einer Ernährung, die reich an Antioxidantien ist. Diese verbündeten Radikalenfänger finden sich in diversen Obst- und Gemüsesorten, in Fruchtsäften und Tee. Eine besonders hohe Konzentration an antioxidativ wirkenden Radikalenfängern ist oft in der Schale von Früchten zu finden. Diese Helfer stellen ein Bollwerk gegen negative Einflüsse aus der Umgebung für die Pflanze dar.

Sonne

Der anerkannte Zell- und Molekularbiologie Dr. Paolo Giacomini bringt es auf den Punkt: »Vergleichen Sie den Teint einer Nonne mit der Gesichtshaut eines wettergegerbten Seglers und Sie werden erkennen, dass die vorzeitige Hautalterung vor allem ein hausgemachtes Problem ist.« Den Selbsttest in puncto Sonnenschäden kann jeder machen, indem er seine Gesichtshaut mit der sonnengeschützten Haut des inneren Oberarms vergleicht. 90 Pro-

Essen Sie nach dem Regenbogen!

Besonders reich an Antioxidantien sind dunkle Früchte und Beeren wie Blaubeeren, Himbeeren, Holunder und Johannisbeeren oder dunkles Blattgemüse wie Spinat und Mangold. Auch Tomaten, Auberginen, Oliven, Kohlsprossen, Broccoli, Kürbis und rote Paprika haben antioxidative Schutzwirkung.
Der amerikanische Anti-Aging-Guru Dr. Nicholas Perricone rät, Obst und Gemüse nach dem Regenbogenprinzip einzukaufen. Das bedeutet: Lassen Sie alle blassen, farblosen Sorten links liegen und greifen Sie nur zu den intensiv färbigen Sorten. Denn gemeinhin gilt: Je intensiver die Farbe, desto stärker auch die Wirkung als Radikalenfänger.
Neben einer Ernährung, die reich an Antioxidantien ist, gilt es natürlich auch, eine besondere Radikalbildung zu verhindern. Hauptursache Nummer eins ist »die Sonne« und Nummer zwei »das Rauchen«.

zent der vorzeitigen Hautalterung entstehen durch Sonneneinstrahlung. 80 Prozent davon aber nicht beim Sonnenbaden, wo man sich im Regelfall ohnehin schützt, sondern bei Gelegenheiten, wo man die Sonne gar nicht bewusst wahrnimmt: auf dem Weg zur Arbeit, beim Stadtbummel, beim Rad- oder Autofahren – denn auch Glasscheiben lassen UV-Strahlen durch.

Wissenschaftler und Hautärzte sind sich einig: Das Ergebnis von einem Jahr cremen und pflegen kann in nur 14 Tagen Sommerurlaub zunichte gemacht werden.

Die durch Zellmutationen ausgelösten Hautschäden

Lebensspender Sonne

Dennoch will uns die Sonne nicht nur Böses. Sonnenlicht ist wichtig für den Vitamin-D-Stoffwechsel. Und Vitamin D schützt vor Demenz und Krebs, aber auch vor trockener, schuppiger Haut. Nach neuesten Erkenntnissen haben die meisten Menschen ab 50 einen Vitamin-D-Mangel; vor allem bei Sonnenmangel, aber auch wenn sie sich nicht genügend lange im Tageslicht aufhalten.
Wer auf Nummer sicher gehen will, kann seinen Vitamin-D-Spiegel messen und bei Bedarf ergänzend Vitamin-D-Tropfen einnehmen. Der Konsum von vitaminhältigen Nahrungsmitteln wie fetter Fisch (Makrele, Lachs usw.) und Soja ist hier, wie kürzlich wissenschaftlich nachgewiesen, besonders wichtig.
Außerdem stimmt Sonnenlicht fröhlich. Die Tatsache, dass Sonnenlicht die Ausschüttung positiver Endorphine begünstigt, kann allerdings auch ein Schuss nach hinten sein. Nämlich dann, wenn man ob dieses Effektes »süchtig« nach Solariumbesuchen wird und vergisst, dass ein so hohes Maß an Sonnenbestrahlung das Hautkrebsrisiko erhöht.

werden oft als Altersflecken sichtbar, sind aber neben genetischer Veranlagung nichts anderes als das Resultat von jahrelangem, sorglosem Umgang mit der Sonne.

Das Konto für einen späteren chronischen Lichtschaden wird bereits in der Jugend eröffnet und äußert sich im Alter mit braunen Pigmentflecken und trockener, faltiger Haut sowie einem erhöhten Hautkrebsrisiko.

Besondere Vorsicht ist deshalb bei Kindern angebracht.

Kinder halten sich bevorzugt im Freien auf, aber ihre Haut ist besonders dünn und empfindlich ihre Schutz- und Reparaturmechanismen sind noch nicht ausgereift. Von der UV-Strahlendosis, die ein Mensch in seinem Leben abbekommt, treffen ihn zwischen 50 und 80 Prozent vor dem 18. Lebensjahr. Jeder Sonnenbrand hinterlässt nicht wieder gutzumachende Schäden in der Kinderhaut und fördert das Risiko, an Hautkrebs zu erkranken.

Skinfood für Sonnenanbeter

Während man sich bis vor Kurzem beim Sonnenschutz vor allem auf Sonnencremes konzentriert hat, wird uns jetzt mehr und mehr bewusst, dass man mit Sonnenschutz zum Schlucken eine sinnvolle Ergänzung gefunden hat. Hier kann Ihnen Ihr Hautarzt oder Apotheker wertvolle Tipps geben. Den Sonnenschirm können wir nun auch von innen aufspannen!

Schon die alten Anden-Indianer, die ja in großen Höhen lebten und dadurch den UV-Strahlen sehr ausgesetzt waren, schützten sich durch die Einnahme von Farnkraut vor Sonnenbrand. Dieses Farnkraut wurde in der Mayo-Klinik von dem berühmten Professor Fitzpatrick genau erforscht und man konnte wissenschaftlich nachweisen, dass Farnkraut nicht nur stark antioxidativ, sondern auch positiv bei der Vorbeugung von Sonnenallergien wirkt.

Fest steht auch, dass das Farnkraut der Anden-Indianer, das schon länger bekannte Betacarotin und ein neu entwickelter probiotischer Aktivstoff die Widerstandskraft der Haut massiv erhöhen und vor allem auch die regenerative Kraft der Haut verstärken. Deshalb gibt es neben klassischen Sonnenschutzmitteln zum Einreiben seit Kurzem auch orale Sonnenschutzmittel zum Schlucken.

Diese wirken auf Basis von Antioxidantien, führen zu einer Erhöhung der Hautpigmentierung und machen die Haut widerstandsfähiger, ersetzen Sonnenschutzmittel zum Eincremen jedoch nicht. Sie treten jedoch den Beweis an, dass eine Ernährung, die reich an Antioxidantien ist, eine starke Schutzwirkung vor den schädlichen freien Radikalen bietet.

Umwelteinflüsse

Wissenschaftler schlagen Alarm: Unsere Haut muss heute 500-mal so viele aggressive Stoffe abwehren wie noch vor 100 Jahren. Die Folge: Die Haut wird früher grau und faltig.

Das sind zum Beispiel Blei, Kadmium, Quecksilber, Russteilchen, Schwefelverbindungen – um nur ein paar unsichtbare Feinde in der Großstadtluft zu nennen. Sind die unsichtbaren Angreifer zu zahlreich, macht der natürliche Schutzschild schnell schlapp. Besonders betroffen: trockene Haut, deren Oberfläche porös und durchlässig ist, da ihr Fett und Feuchtigkeit fehlen. Neben dem psychischen Stress sind auch Umweltverschmutzung und Klimaschwankungen Stressfaktoren für die Haut. Auch Sonnenbäder und Solariumsbesuche verursachen Hautstress.

Zigaretten

Dass Rauchen nicht gesund ist, weiß jeder. Doch auch die Haut leidet unter dem Zigarettenrauch. Bei jedem Zug

⏩ Skinfood für Raucher

Für Raucher ist eine vitaminreiche Anti-Aging-Ernährung besonders wichtig. Erste-Hilfe-Maßnahme nach verqualmten Nächten: Einen rohen Paprika essen und ein Glas frisch gepressten Orangensaft trinken.
Ein gut gemixter Cocktail aus sekundären Pflanzenwirkstoffen und Vitaminen sagt der fahlen und trockenen Haut den Kampf an. Pro Tag sollte man neben einer Ernährung, die reich an Antioxidantien ist, bis zu 500 mg Vitamin C, 300 mg Vitamin E für den Zellschutz und 1,5 mg Vitamin A gegen Feuchtigkeitsmangel zu sich nehmen.

werden hunderttausende zellzerstörende chemische Verbindungen, die sogenannten freien Radikale, inhaliert. Auf Dauer verengt Nikotin die Gefäße. Durch die mangelnde Durchblutung sieht die Haut grau und blass aus. Durch das ständige Spitzen des Mundes tendieren Raucher außerdem stärker zu Mimikfältchen rund um die Lippenpartie. Auf Dauer lässt sich eine dünne, knittrige Raucherhaut nur vermeiden, wenn man dem Glimmstängel endgültig Adieu sagt. Nicht nur Ihr Aussehen, auch Ihre Gesundheit wird es Ihnen danken, denn die ersten positiven Auswirkungen treten rasch nach dem Aufhören ein.

Bereits 20 Minuten nach der letzten Zigarette sinken Blutdruck und Puls wieder auf ihren Normalwert, Hände und Füße werden besser durchblutet.

Nach acht Stunden ist das Herz und Kreislauf belastende Kohlenmonoxid abgebaut. Die roten Blutkörperchen können wieder mehr Sauerstoff transportieren. Nach drei Tagen sinkt der Nikotinspiegel auf null. Nach einer Woche beginnen sich die Atemwege zu regenerieren und nach einem Monat erholt sich auch das Immunsystem.

Stress

Der Stress in der westlichen Welt nimmt ständig zu. So sind 70 Prozent aller Frauen heute mehr gestresst als vor zehn Jahren. Doch wer in Stresszeiten zu wenig für seine Haut tut, bekommt schnell die Rechnung präsentiert – Pickel, rote Flecken, trockene Schüppchen, im Extremfall sogar Ekzeme und Allergien sind die Folgen.

Verantwortlich dafür ist das Stresshormon Cortisol. Nachts, wenn wir schlafen, ist es im Blut kaum vorhanden. Die Haut kann deshalb ihre geballte Kraft einsetzen, um sich zu erneuern und die Zellen ihrer obersten Schicht zu teilen. Morgens gibt es einen kräftigen Cortisol-Schub. Das Erholungsprogramm ist beendet, die Haut konzentriert sich ganz auf ihre Schutzfunktion. Lange Stressphasen stören diese Balance. Die Folge: Ist der Cortisol-Spiegel zu niedrig, teilen sich die Zellen einfach weiter und die Haut schuppt sich. Meistens ist in Stresszeiten jedoch zu viel Cortisol im Blut, dann kommen nicht genügend neue Zellen nach und die Haut wird immer dünner und empfindlicher. Irritationen sind die logische Folge.

Worauf sollte man hier achten? Wichtig ist es, Dauerstress zu vermeiden. Klar. Doch genauso wichtig ist Anti-Stress-Pflege. Wie Sie Ihre Haut am besten wieder innerlich und äußerlich ins Gleichgewicht bringen können, können Sie auch mit Ihrem Hautarzt besprechen.

Achtung: In besonders belastenden Situationen werden zusätzlich zum Stresshormon Cortisol oft auch männliche Geschlechtshormone ausgeschüttet. Manche Frauen, besonders jene, die ohnehin schon zu unreiner Haut neigen – können einen richtigen Akne-Schub bekommen. Auch hier ist die Konsultierung eines Hautarztes ratsam, mit dem die richtige Therapie besprochen werden kann.

Der chemische Unterschied zwischen Cortisol und Cortison liegt am 11. C-Atom und ist minimal. Und genau hieraus begründet sich ein weiteres Problem. Denn die Haut gewöhnt sich schnell an Cortison, egal ob es jetzt durch den Stress von innen auf die Haut wirkt oder ob man es als Creme auf der Haut verwendet. Wird auf einmal kein Cortison mehr zugeführt, reagiert die Haut aggressiv mit Hautreizungen in Form von oft winzigen, juckenden Bläschen um den Mund und um die Augen – ein Problem, das viele, vor allem Frauen, leidvoll kennen.

Vergleichbar ist die Situation mit der eines Alkoholikers: Wenn die Haut kein Cortison mehr bekommt, reagiert sie so wie ein Trinker, der plötzlich keinen Schnaps mehr bekommt. Sie wird aggressiv und lästig, sprich sie sticht und brennt.

Das Prekäre am Stress: Bedingt durch mangelnde Bewegung, falsche Ernährung und die fehlenden Möglichkeiten, Aggressionen und Frustrationen abzubauen, verbleibt der Körper in einem permanenten Spannungszustand und reagiert auf die ständige Ausschüttung von Stresshormonen mit Depressionen, Nervosität, Magen-Darm-Beschwerden, Hautausschlägen oder Herzbeschwerden. Die Haut reagiert mit gestörter Durchblutung und verstärkter

Faltenbildung. Auch hier ist die richtige Ernährung gefragt.

Empfehlenswert ist auch das Erlernen meditativer Entspannungstechniken wie z. B. Yoga, Tai-Chi oder Qigong.

Skinfood für Stressgeplagte

Statt zu Kaffee und Süßigkeiten zu greifen, sollten Stressgeplagte eine frische, abwechslungsreiche Kost bevorzugen. Denn die kurzen Zucker, die in allen Süßigkeiten stecken, verschärfen die Situation deutlich. Die einzig richtige Alternative sind Vollkornprodukte, Obst und eine vitaminreiche Ernährung.
Vollkornprodukte enthalten die Nervenvitamine B5 und B6. In Bananen, Nüssen und grünem Blattgemüse steckt nervenberuhigendes Magnesium.

5. Die fünf Säulen des Anti-Aging für die Haut

Marianne ist Sennerin im Pongau. Jedes Jahr zu Muttertag geht sie auf die Alm, um dort den Sommer zu verbringen. Zu Allerheiligen kommt sie wieder herunter. Marianne verbringt die Tage als Selbstversorgerin ohne Elektrizität, aber mit ihren Kühen, und diese hütet sie selbstverständlich nicht in der sengenden Sonne, sondern im Schatten. Sie hat weder Fernseher noch Computer. Nachrichten bringen ihr vorbeikommende Wanderer, die bei ihr eine herzliche Einkehr finden. Marianne ist 75 und sieht aus wie 40.

Analysiert man Mariannes Lebensstil, so sieht man, dass das kein Zufall ist. Marianne isst vor allem Gemüse aus dem eigenen Garten, selbst gebackenes Brot ohne Chemie und ab und zu Fleisch und Käse von weidegefütterten Rindern, die im Gegensatz zu den Produkten von silogefüttertem Rind aus Intensivhaltung Omega-3-Fettsäuren, also viele Engelsfette, enthalten. Sie bewegt sich regelmäßig und lebt im Einklang mit der Natur und mit sich selbst.

Mit ihrer Haut könnte sie Werbung für die teuerste Anti-Falten-Creme machen. Eigentlich ist sie das Paradebeispiel für die unglaubliche Auswirkung des richtigen Lebenswandels auf unser Aussehen und unser Wohlbefinden.

Das Beste daran: Sie müssen gar nicht auf die Alm ziehen, um den gleichen Nutzen zu ziehen, denn gesundes Essen, Naturerlebnisse und innere Balance finden sich auch in Ihrem Umfeld. Oft ist man aber in unserer hektischen modernen Welt zu abgelenkt und auf andere Dinge konzentriert, sodass der Blick für das Wesentliche verloren geht. Schärfen Sie ihn und blicken Sie auf das, was wichtig ist.

Säule 1 – Ernährung

Eine gesunde, ausgewogene Ernährung ist die Basissäule für Ihr Anti-Aging-Konzept. Denn Essen ist die Schönheitsmedizin der Zukunft. Schon Hippokrates, Übervater der Heilkunst, predigte: »Eure Nahrung soll euer Heilmittel und euer Heilmittel soll eure Nahrung sein.« Fast täglich belegen neue Studien die faszinierenden Anti-Aging-Auswirkungen diverser Nahrungsmittel auf Gesundheit und Hautbild. Essen Sie das richtige Fleisch, die richtigen Fette und die richtigen Kohlenhydrate. Verbannen Sie am besten jeglichen Haushaltszucker von Ihrem Speiseplan. Und machen Sie sich die faszinierenden Eigenschaften der diversen Pflanzenwirkstoffe zu Nutze. Bauen Sie Nutricosmetics in Ihren Alltag ein. Den Erfolg können Sie schon im nächsten Monat im Spiegel bewundern.

Raus aus der Gewohnheitsfalle!
Der Mensch ist ein Gewohnheitstier. Studien haben ergeben, dass die meisten Menschen regelmäßig fast immer die gleichen Speisen zu sich nehmen. Auch beim Einkauf greift man automatisch immer zu den gleichen bekannten Lebensmitteln. Damit werden dann wiederum die immer gleichen gewohnten Alltagsgerichte gekocht. Bei falschen oder einseitigen Ernährungsgewohnheiten ein Teufels-

» Tipps zur schnellen Ernährungsumstellung

- Ersetzen Sie nach und nach Weißmehl- durch Vollkornprodukte, Süßigkeiten durch Obst und Fruchtsmoothies, rotes Fleisch durch Huhn und Pute (selbstverständlich nicht von einer Hühnerfarm, sondern aus biologischer Aufzucht).
- Nehmen Sie sich vor, dreimal wöchentlich Fisch in Ihren Ernährungsplan aufzunehmen.
- Ersetzen Sie alle ungesunden Fette/Öle durch gesunde.
- Reduzieren Sie Ihren Zuckerkonsum im Kaffee täglich um eine Prise, bis Sie sich an die neue reduzierte Süße gewöhnt haben und Ihnen diese »normal« erscheint.
- Trinken Sie mehr Tee.
- Bauen Sie Sojaprodukte in Ihren Alltag ein.
- Bei alkoholischen Getränken bevorzugen Sie Rotwein in moderaten Mengen.
- Greifen Sie zu ergänzenden Nutricosmetics, um die verbleibenden Defizite auszugleichen.

kreis. Aber einer, den man leicht durchbrechen kann. Denn Gewohnheiten kann man ändern und schon nach rund drei Wochen ist auch ein neues Ernährungsverhalten wiederum zur Gewohnheit geworden. Dabei hat sich eine Philosophie der kleinen Schritte am besten bewährt.

Besser als seine Ernährung drastisch umzustellen und daran zu scheitern, ist es, jede Woche nur eine ungesunde Ernährungsgewohnheit durch eine gesündere Alternative zu ersetzen. Hilfreich dabei ist ein Ernährungstagebuch, bei dem man seine Schwachstellen deutlich vor Augen geführt bekommt und entsprechend gegensteuern kann.

In den nachfolgenden Kapiteln werden Sie zahlreiche Beispiele finden, wie Sie Ihre Ernährungsgewohnheiten mit nur wenig Aufwand stark verbessern können.

Die bekannte österreichische Haubenköchin Johanna Maier rät außerdem: »Nehmen Sie interessante und gesunde Kochrezepte in den Supermarkt mit, sodass Sie die Zutaten gleich an Ort und Stelle besorgen können.« So unterbrechen Sie Ihre Shoppingroutine und lernen bald neue Gerichte und Geschmäcker kennen und in Ihren Alltag aufzunehmen. Seien Sie mutig und probieren Sie Neues aus, lassen Sie sich auf ungewohnte Geschmackserlebnisse ein. Ihr Gaumen, aber auch Ihr Körper wird sich freuen.

Wie ethisch ist Anti-Aging?

Apropos Supermarkt. Eine große Kaufhauskette hat einen Ethik-Preis erhalten, weil sie intensiv auf die Bedeutung der Ernährung für ein gesundes Altern hinweist. Diese Thematik ist im Hinblick auf die laufende Diskussion rund um die Pflegeproblematik nicht nur für das Individuum, sondern für die ganze Gesellschaft von eminenter Bedeutung. Denn es stellt sich die Frage: Ist es ethisch, seine Gesundheit zu vernachlässigen und dem Umfeld und der Gesellschaft zur Last zu fallen? Und wie steht es mit dem Anti-Aging der Seele?

Nehmen wir einmal an, jemand lügt: Um die Lüge zu verbergen, gerät sie in Stress und schlechte Träume rauben ihr den Schlaf. Stress und Schlafmangel sind erwiesenermaßen Risikofaktoren für Herz- und Kreislauf-Erkrankungen. Unethisches Verhalten kann also zu Krankheit führen. Umgekehrt können Selbstlosigkeit und Wohlwollen unsere Partnerschaft und unsere Familienbande verbessern, was zu Wohlbefinden und folglich auch zur Verbesserung der körperlichen Gesundheit beiträgt. Auch Gottesvertrauen, unabhängig der konfessionellen Zugehörigkeit, unterstützt eine gesunde Lebensweise, ist Grundlage für eine positive Lebenseinstellung und lässt auch durch Gelassenheit Schicksalsschläge besser bewältigen. Wenn also die Seele durch ethisches Verhalten und Gottvertrauen im Lot ist, werden wir länger gesund und glücklich bleiben.

Säule 2 – Hormone

Nur ein ausgeglichener Hormonhaushalt erhält die Gesundheit und verlangsamt den Alterungsprozess. Durch gesunde und ausgewogene Kost wird der Hormonhaushalt günstig beeinflusst. So wird der innere Brand gelöscht und kann die Jugendlichkeit bis ins hohe Alter bewahrt werden. Die Zutaten dafür kommen in Form von Phytohormonen direkt aus dem Wundergarten der Natur. Unter dem Begriff Phytohormone kann man jene aus Pflanzen stammenden Verbindungen zusammenfassen, die im menschlichen Organismus hormonähnliche Effekte auslösen. Sinkt mit fortschreitendem Alter der Hormonspiegel, so können Phytohormone die entstandenen Hormondefizite wieder ausgleichen und das jugendliche Aussehen bewahren.

Die Jugendhormone

Bis heute sind mehr als zwei Dutzend verschiedener Hor-

» Vergessenes Wissen

Die hormonellen Wirkungen von Pflanzen sind in Asien schon seit dem Altertum bekannt. Dort wurden schon vor tausenden Jahren wirkungsvolle Cocktails zusammengestellt. Sowohl die alten Ägypter als auch die Indianerstämme im Amazonasgebiet nutzten die hormonähnliche empfängnisverhütende, aber auch -fördernde Wirkung mancher Pflanzen.
Auch in unserem Kulturkreis gab es Wissen über die hormonähnliche Wirkungsweise mancher Pflanzen; dieses ist aber leider in Vergessenheit geraten. Nur noch einige Sprichwörter lassen Rückschlüsse darauf zu, wie z. B. »ihn sticht der Hafer« – ein Hinweis auf die anregende hormonähnliche Wirkung dieses Getreides.

monarten bekannt. Folgende sind für die Haut am wichtigsten:

- *Somatotropin (das Wachstumshormon) – Schönheitsschlaf und Bienenpower*

Somatotropin, das Königshormon des Anti-Aging, wird besonders in den ersten Tiefschlafphasen ausgeschüttet. Nicht umsonst spricht man deswegen vom »Schönheitsschlaf« und weiß, dass der »Schlaf vor Mitternacht am besten ist ...«.

Somatotropin ist ein Wachstumshormon, das mit zunehmendem Alter vom Körper immer weniger gebildet wird. Die Folge: Die Betroffenen fühlen sich unwohl, sie nehmen rund um den Bauch stark zu, die Haut wird trocken, dünn, faltig und altert vorzeitig. Eine gute Unterstützung ist hier ein Mix aus der königlichen Bienennahrung und Blütenpollenextrakten.

Aber auch eine Ernährungsumstellung hilft. So weiß man, dass eine beschränkte Kalorienzufuhr die reduzierte Produktion von Somatropin wieder ankurbelt. Günstig ist auch eine Vitamin-B_3-reiche Ernährung. Doch Achtung: Spätes Essen stört den Schönheitsschlaf, da ein voller Bauch die nächtliche Regeneration verhindert.

- *Östrogen – Soja für die Weiblichkeit*

Das weibliche Sexualhormon Östrogen ist ein wahrer Schönmacher. Es sorgt für jugendlich straffe Haut, pralle Brüste und glatte, geschmeidige Haut. Nimmt nach der Menopause der Östrogengehalt dramatisch ab, hat das deutliche Auswirkungen auf Aussehen und Wohlbefinden. Phytoöstrogene aus Rotklee und Soja können helfen, diese typischen Wechseljahrebeschwerden auf natürliche Weise zu reduzieren. So ist bekannt, dass asiatische Frauen, die regelmäßig Sojaprodukte konsumieren, kaum unter den typischen Beschwerden wie Hitzewallungen, Stimmungsschwankungen und trockener Haut leiden.
Die Bedeutung der Phytohormone geht mittlerweile weit über deren Ernährungsphysiologie hinaus. Intensive Forschungen zeigen zunehmend auf, dass Nahrungsergänzungsstoffe in entsprechender Dosierung auch pharmakologische Effekte aufweisen und somit der herkömmlichen Schulmedizin durchaus die Stirn bieten können.

Säule 3 – Bewegung

Regelmäßige Bewegung ist eine der Grundvoraussetzungen für Successful Aging, denn Sport bringt den Körper auf ganz natürliche Weise in Schwung. Fitnesstraining kurbelt die Produktion hormonähnlicher Stoffe an, Endorphine helfen Stress abzubauen. Und schon nach 20 Minuten regelmäßiger, moderater Bewegung verdreifacht sich unser Wachstumshormonspiegel.

Durch die gesteigerte Sauerstoffzufuhr werden die Zellen besser mit Nährstoffen versorgt, die Mikrozirkulation der Haut wird angeregt, der Teint praller und rosiger. Menschen, die regelmäßig Sport betreiben, achten nicht nur mehr auf ihre Ernährung, sie haben auch physiologisch gesehen einen deutlich jüngeren Körper als gleichaltrige »Couch-Potatoes«.

Besonders bedeutend ist auch der Einfluss unseres Körperfettanteils auf unseren Hormonspiegel. Jede Fettzelle enthält das Enzym Aromatase, das Testosteron in Östrogen umwandelt, und je mehr Fettzellen wir bilden, desto höher ist dadurch auch unser Östrogenanteil. Dieses Phänomen ist ganz deutlich bei stark übergewichtigen Männern zu beobachten, die richtiggehend verweiblichen und Brüste bekommen. Schon eine Gewichtsabnahme von fünf Kilogramm kann eine Erhöhung des Testosteronspiegels um 20 Prozent bedeuten. Und ein höherer Testosteronspiegel bedeutet straffere Haut und auch weniger Cellulite.

Dabei sollte man jedoch nicht übertreiben, denn bei Extremsportlern verkehren sich die positiven Auswirkungen schnell ins Gegenteil. Der Grund: Bei extremen körperlichen Belastungen werden im Körper verstärkt freie Radikale gebildet. Das erklärt auch das ausgezehrte Aussehen vieler Marathonläufer.

Betreiben Sie statt Krafttraining also lieber sanfte Muskelübungen, statt Marathonlauf Walking. Das schnelle Gehen pumpt Sauerstoff in die Lungen und ist gelenksschonend. Besonders Anfänger sollten alle sportlichen Aktivitäten langsam angehen und den Herzschlag kontrollieren.

Ein Tipp für den Alltag:

Ganz besonders wichtig ist es, Bewegung in Ihren Alltag zu integrieren. Unspektakuläre Strategien wie etwa Treppen steigen statt Lift fahren, eine Station früher aus der Straßenbahn auszusteigen oder kleine Besorgungen zu Fuß oder mit dem Rad statt mit dem Auto zu erledigen bringen in Summe gesehen bereits eine starke Verbesserung.

Spazieren gehen ist die ideale Bewegungsform für alle, die schon seit Jahren keinen Sport mehr betrieben haben. Denn spazieren gehen kann man überall und bei jedem Wetter, notfalls sogar in einem überdachten Shoppingcenter.

Die Strategie: Gehen Sie in der ersten Woche zehn Minuten spazieren und steigern Sie Ihre Spaziergänge jede Woche um weitere zehn Minuten, bis Sie nach sechs Wochen regelmäßig eine gute Stunde lang unterwegs sind.

Schon ein einfacher Spaziergang im mäßigen Tempo verringert das Risiko eines frühzeitigen Todes und hat positive Auswirkungen auf Ihr Aussehen: einen natürlich rosigen, gut durchbluteten Teint, den Sie mit keinem Make-up der Welt erreichen können.

Besonders empfehlenswert sind auch asiatische Bewegungsformen wie beispielsweise die »Fünf Tibeter«, denn diese harmonisieren ausgewogene Bewegung mit stresslösender Atmung. Und eine höhere Sauerstoffversorgung sorgt für schönere, jüngere Haut.

Überliefert ist die Geschichte eines britischen Generals, der lange nach seiner Pensionierung eine Zeit lang bei Mönchen in Tibet lebte. Als er zurückkam, sah er um 20 Jahre jünger aus. Das war die Auswirkung der Übungen, die Atmung und Bewegung so harmonisch verbanden, dass daraus jugendliche Schönheit und geistige Frische erwuchs. Er war es dann auch, der die Übungen der »Fünf Tibeter« weltweit verbreitete.

Die Frage, die Sie sich stellen sollten, lautet: Wie möchten Sie lieber aussehen – wie ein ausgemergelter, sich schindender Marathonläufer oder wie ein glücklich und entspannt dreinschauender Yogi?

Säule 4 – Spiritualität

Spiritualität ist der Überbegriff für Dinge, die uns berühren und leiten. Es gibt verschiedene Wege, um ein inneres Gleichgewicht zu erlangen: Liebe, Religion, Meditation oder Intuition. Doch nur Menschen, die innerlich in Balance sind, haben einen sicheren Halt im Leben.

Dabei ist es vor allem wichtig, die Lust am Leben zu erhalten, Probleme als Chance zu sehen, nach Niederlagen wieder aufzustehen und Stress so gut wie möglich zu bewältigen. Bei Letzterem sind auch spirituell beeinflusste

Entspannungstechniken wie Meditation, Yoga, Tai-Chi oder Qigong eine große Hilfe.

Der Zusammenhang zwischen Spiritualität und Medizin wird seit vielen Jahren erforscht. In manchen afrikanischen und asiatischen Kulturen wurde diese Trennung nie wirklich scharf gezogen. Aber auch in Europa beschäftigt man sich immer mehr mit den Auswirkungen von Spiritualität auf Gesundheit und bestimmte Lebenssituationen.

Tatsache ist, dass spirituelle Menschen auch optisch jünger und entspannter wirken, denn ein harmonisches, glückliches Leben zeigt sich auch in einem entspannteren Gesichtsausdruck. Vergessen Sie deshalb nicht auf das Anti-Aging Ihrer Seele. Es wird sich sicherlich auch in Ihrer Haut widerspiegeln, frei nach Dantes Wort: »*La pelle è il specchio dell'animo.*« (Die Haut ist der Spiegel der Seele.)

Es gibt übrigens eine neue Studie, die die Bedeutung der Spiritualität deutlich macht: Bei Untersuchungen an 15.000 Mönchen fand man heraus, dass diese ungefähr fünf Jahre länger leben als ihre weniger spirituell gesinnten männlichen Genossen in freier Wildbahn.

Tatsache ist auch, dass alle über 100-Jährigen zwei Dinge gemeinsam haben: Sie sind erstens nicht dick und verfügen zweitens über eine positive Stressbewältigung.

Vielleicht liegt es daran, dass bei spirituell ausgerichteten Menschen der Fluss des Lebens gemäßigt ist. Gottvertrauen und der Glaube an die innere Kraft führen zu einer inneren Sicherheit, die starke Stimmungsschwankungen gar nicht zulässt. Dadurch kommt es erst gar nicht zu Stresssituationen, die in der Haut mit Attacken von schädigenden freien Radikalen verbunden sind. Denn die kraftraubende Berg-

Aus Milch wird Butter

Ein vergleichbares Beispiel: Wenn Sie mit einer Milchkanne langsam und ruhigen Schrittes unterwegs sind, bleibt die Milch emulgiert. Wenn Sie hastig stolpernd vorwärtseilen, spaltet sich die Milch in ihre Komponenten Butter und Buttermilch auf und verliert ihre Homogenität.

und-Tal-Fahrt des Gemüts schaukelt nicht nur die Hormone auf und ab, sondern vergeudet auch Lebensenergie.

Das Wort Spiritualität wird bei uns immer rasch in die Esoterik-Ecke geschoben. Andere Wörter wie Demut existieren in unserem alltäglichen Gebrauch überhaupt nicht mehr. Dabei ist es gerade die Demut vor der Natur, die Teil alles Spirituellen ist, ebenso wie Dankbarkeit und Zufriedenheit.

In einer Gesellschaft, die vor allem auf Gewinnoptimierung ausgerichtet ist, fällt es manchmal schwer, sich zu »entschleunigen« – zur Ruhe zu kommen, sich an kleinen Dingen zu erfreuen, über kleine Wunder zu staunen. Aber es ist möglich und vielleicht ist es auch eine Fügung der Natur, dass die Bereitschaft dazu mit zunehmendem Alter steigt.

Säule 5 – Umfeld

Wie schnell Sie altern, hängt auch von der Umgebung ab, in der Sie leben. Hektische Ballungszentren, wo die Abgase kulminieren und die Strahlungen ihre Höchstwerte erreichen, sind kein ideales Umfeld für die optimale Entfaltung Ihrer Schönheit. Doch auch wenn es Ihnen als Städter nicht möglich ist, in einen gesünderen Lebensraum umzuziehen, müssen Sie nicht resignieren. Wichtig ist, sich eine natürliche Umwelt zu schaffen, in der Sie sich wohlfühlen können.

Jede Großstadt verfügt auch über Grünoasen, die Sie bewusst nutzen können. Zusätzlich können Sie auch Ihr persönliches Umfeld gesund gestalten.

›› Ein persönlich optimales Umfeld

- Achten Sie in Ihrer Wohnung oder Ihrem Haus auf die Verwendung schadstofffreier Materialien natürlichen Ursprungs: Holzböden, Teppiche aus Naturstoffen, Tonfliesen und natürliche Wandfarben schaffen ein optimales Wohnklima.
- Reduzieren Sie Elektrosmog, indem Sie Elektrogeräte möglichst nicht im Standby-Modus laufen lassen und Wireless-Lan-Systeme nach Gebrauch ausschalten.
- Schaffen Sie sich Zimmerpflanzen an, die das Raumklima verbessern. Zyperngras wirkt als Luftbefeuchter, Aloe vera und Bananenstauden filtern sogar Schadstoffe wie Formaldehyd aus der Luft.

Wie ein Haus braucht auch Ihre Schönheit ein gesundes und tragfähiges Fundament. Wie Ihre fünf Säulen des Anti-Aging für die Haut aussehen, woraus sie gebaut sind, daran können Sie selbst mitwirken. Sie bestimmen, wie stark oder schwach dieses Fundament ist. Und das Schöne daran ist, dass das Fundament der Haut im Unterschied zu einem Haus täglich neu erschaffen wird beziehungsweise schnell saniert werden kann, wenn es noch nicht zu weit fehlt.

6. Du bist, was du isst

Die Fettkrankheit und das damit verbundene Metabolische Syndrom sind eine Geißel unserer modernen Zeit. Noch nie haben wir uns so ungesund und mit so schlechten Fetten ernährt wie heute in unserer modernen westlichen Zivilisation.

Die negative Vorreiterstellung nehmen dabei die USA ein. Dramatisch auch für uns, wenn man bedenkt, dass die meisten gesellschaftlichen Gegebenheiten mit zirka sieben Jahren Verspätung auch nach Europa – und von dort mit einer etwa ebenso langen weiteren Verspätung nach Asien – überschwappen.

An kritischen Stimmen mangelt es nicht. Regisseur Morgan Spurlock bewies mit seiner 2004 erschienenen Kinodokumentation »Super Size Me« eindrucksvoll: Wer dauernd *»super size«* isst, endet beim XXL-Gewicht. Morgan Spurlock, Versuchskaninchen und Regisseur in einer Person, futterte 30 Tage lang ausschließlich Fastfood von McDonald's.

Seine selbst auferlegten Regeln:

- Jedes Gericht auf der Karte musste mindestens einmal verzehrt werden;
- wenn Spurlock eine XXL-Portion (*»super size«*) angeboten wurde, durfte er diese nicht ablehnen; und
- er musste alles aufessen, was auf dem Tablett war – notfalls bis zum Erbrechen.

Das Ergebnis: Morgan Spurlock nahm zwölf Kilogramm zu, die Cholesterin- und Leberfettwerte waren extrem gesundheitsbedrohlich, er fühlte sich müde, kraftlos und depressiv. Seine Haut war trotz der starken Gewichtszunahme schlaff und grau.

Spurlock wollte mit seiner Dokumentation nicht nur die vergleichsweise schlechte Situation in Amerikas Schulkantinen dokumentieren und das katastrophale Ernährungswissen der amerikanischen Erwachsenen aufzeigen, er wollte auch den Fast-Food-Konzernen ordentlich auf die Finger klopfen.

So zeigte er auf, dass die Fast-Food-Konzerne mit einem jährlichen Werbeetat von 1,4 Milliarden Dollar gezielt und erfolgreich schon die kleinsten Konsumenten umwerben.

Zum Vergleich: Die amerikanische Kampagne »Obst und Gemüse – fünf am Tag« hat gerade einmal ein Werbebudget von 2 Millionen Dollar. Der jugendliche Durchschnittsamerikaner kann nicht einmal mehr die einfachsten Gemüsesorten erkennen und benennen. Ähnliche Erfahrungen machte auch der britische TV-Koch Jamie Oliver bei seinem Feldzug gegen Fast Food in englischen Schulküchen. Wenn Kinder eine Sellerie für eine Kiwi halten, läuft tatsächlich etwas verkehrt.

Zwar setzte McDonald's als reuige Reaktion auf den Doku-Film auch Fruchtspalten und neue Salatkreationen auf die Karte und strich die Megamenüs, in den USA schlug das Pendel aber kaum zwei Jahre später schon wieder zurück. Der neue aktuelle Megaburger der Fast-Food-Kette »Burger King« ist der »Stacker Quad« mit vier Fleischlaibchen, acht Scheiben Speck und vier Scheiben Käse. Er enthält so viel Fett wie drei Big Macs oder fünf große Portionen Pommes. Die begleitende Werbekampagne zeigt einen Arbeiter, der aggressiv darauf besteht, nur ja kein

Gemüse serviert zu bekommen. In die gleiche Kerbe schlagen »Dannys Extreme Grand Slam Breakfast« (Speck, Eier, Würstel, Pancakes und Röstkartoffeln enthalten 1270 Kalorien und 77 Gramm Fett) oder »Hardees Monster Thickburger« mit satten 1420 Kalorien.

Die Erklärung der Verantwortlichen: Der Kundenwunsch nach gesunder Ernährung sei ohnehin nur ein reines Lippenbekenntnis. In Befragungen wolle vor dem Interviewer jeder gut dastehen, deshalb gäbe man hier gesündere Essvorlieben an, als man sie tatsächlich hat.

Dennoch kann man nicht verleugnen, dass der angebliche Kundenwunsch nach immer größeren, fetteren Portionen auch antrainiert wird. Denn Tatsache ist: Die meisten Hamburgerketten haben ihre Portionsgrößen im Laufe der Jahre verdreifacht.

Besonders perfide, weil der Konsument immer die von der Industrie angebotene Verpackungsgröße als »normal« ansieht.

In den USA sind selbst Jogurtbecher doppelt so groß wie beispielsweise in Frankreich. Kein Franzose käme aber auf die Idee, regelmäßig gleich zwei Becher zu verspeisen.

Das leidige Übergewicht

Dass auch bei uns rund 60 Prozent der erwachsenen Bevölkerung übergewichtig sind, ist auf die ungesunde Kombination von mangelnder Esskultur, zu vielen Fertiglebensmitteln, Fast Food und fettreichen Speisen zurückzuführen.

6 DIE KOSMETIKREVOLUTION

Jahrtausende hindurch ernährten sich Menschen ausschließlich von Pflanzen, Beeren und magerem Wildbret. Im Leben gab es immer wieder Dürre- und Hungerperioden, sodass der Organismus – um das Überleben zu sichern –, jede Chance nutzte, Nahrungsenergie in Form von Fett zu speichern, um es dann in den Hungerjahren wieder abzubauen.

Der heutige extreme Bewegungsmangel und diese genetische Prädisposition, die den Stoffwechsel in Richtung »Hamstern« steuert, machen die Menschen dick, krank und lassen sie vorzeitig altern; denn jede Gefäßverengung führt auch zu einer Mangelernährung der Haut. Jede Fehlernährung verändert den Hormonspiegel (hier vor allem ungünstig auf Insulin, Glucagon und Eikosanoide). Und dieser lässt in der Haut unbemerkte, schmerzlose Entzündungsherde zu, die die vorzeitige Alterung drastisch beschleunigen.

Noch nie wurde in der westlichen Welt so viel Geld für Schönheitsoperationen und Beauty Treatments ausgeben und noch nie vergleichsweise so wenig Geld für immer billigere Lebensmittel. Gutes Katzenfutter ist inzwischen teurer als Schweinefleisch. Und in den meisten heimischen Haushalten herrscht eine totale kulinarische Bewusstlosigkeit.

Die deutsche Zeitschrift »Spiegel« bringt es auf den Punkt: Man will jeden Tag ein Ei, aber keine Batteriehühner, man will Fleisch saftig und günstig, aber keine Massentierhaltung, man will tausendundein Fertiggerichte, aber keine Agrarindustrie. Man sitzt vor dem Fernseher und träumt …

Unsere Großmütter griffen in den 50er- und 60er-Jahren erstmals zu Backpulver und gekörnter Instant-Suppe. Heute wachsen ganze Generationen mit 1-2-3-Frites und 5-Minuten-Terrinen auf. Doch Geschmack muss erlernt werden, und wer Essen von klein auf nur mit Fast Food und dem Klingeln der Mikrowelle verbindet, wird auch im späteren Leben der komplizierten Handarbeit mit rohen Zutaten und den daraus resultierenden kulinarischen Genüssen kaum etwas abgewinnen können.

Tatsachen, die uns zu denken geben sollten.

Von Teufels- und Engelsfetten

»Die Haut kriegt ihr Fett weg und verhungert trotzdem!« Ein exzessives Überangebot an Nahrung, insbesondere schlechten Fetten, verbunden mit Entgleisung bzw. Verführung des natürlichen Geschmacksempfindens, führte zur degenerativen Verfettung der westlichen Wohlstandsgesellschaft – beginnend in den Vereinigten Staaten von Amerika hat sie über Europa bereits Asien erreicht.

Die damit verbundene Gefäßverengung und -verstopfung beeinträchtigt auch die gesunde Versorgung der Haut. So entsteht das Paradoxon, dass die Haut gerade wegen dieses exzessiven Überangebotes an Nahrung mangelernährt ist. Durch die verstopften Gefäße gelangt zu wenig Sauerstoff an die Hautzellen. Diese sind wenig durchblutet, kaum mit Nährstoffen versorgt und sterben früher ab. Die Haut wird aus dem Gleichgewicht gebracht.

Je nach Hautgrundtyp reagiert die Haut mit Trockenheit, schuppigen Rötungen oder mit Pickeln und Unreinheiten. Der Alterungsprozess wird beschleunigt. Auch wenn Falten bei stark übergewichtigen Personen durch das darunterliegende Fettgewebe nicht so stark sichtbar sind, merkt man dies doch an einem fahlen, teigigen Teint und schlaffen Gesichtskonturen.

Fazit

Nur wer sich über einen längeren Zeitraum hin ausgewogen ernährt, erhält auch seine Gefäße schlank und elastisch. Dies wird sich auch in der Jugendlichkeit Ihrer Haut niederschlagen, ganz nach dem Motto: »Zeig mir deine Gefäße und ich sage dir, wie alt du bist!«

Da die dramatischen, oft tödlichen Folgen von Gefäßverengung bzw. -verstopfung sich nicht in den Falten der Haut, sondern im Herz als Infarkt zeigen, ist auch die Kardiologie lange vor der Dermatologie auf die Bedeutung der Prophylaxe der Gefäße eingegangen; in der Dermatologie findet dies erst allmählich Akzeptanz. Der direkte Zusammenhang ist aber unbestritten.

Fett ist nicht gleich Fett

Fette sind ein wichtiger Bestandteil unserer täglichen Nahrung. Sie liefern dem Körper Energie und sind Träger von Bau- und Schutzstoffen im Körper. Ohne Fett kann der Körper die fettlöslichen Vitamine E, A, D oder K nicht verwerten. Nicht umsonst wird Salat fast immer mit Öl verfeinert

– es ist nicht nur schmackhaft, sondern auch sehr gesund; zumindest, wenn man die »richtigen« Öle verwendet.

Grundsätzlich unterscheidet man zwischen gesättigten und ungesättigten Fettsäuren. Die gesättigten Fettsäuren werden ihrerseits noch einmal unterteilt, und zwar in langkettige (LCT) und mittelkettige Fette (MCT). Bei den ungesättigten Fettsäuren differenziert man einfach zwischen ungesättigten (Omega-9-Fettsäure, z. B. Ölsäure) und mehrfach ungesättigten Fettsäuren (Omega-3-Fettsäure/Linolensäurefamilie und Omega-6-Fettsäure/Linolsäurefamilie).

Diese Unterscheidung ist äußerst wichtig, da es in beiden Gruppen »gute« und »schlechte« Fette gibt. Ob ein Fett »gut« oder »schlecht« ist, liegt an seiner Eigenschaft, sich in den Gefäßen abzulagern oder nicht. Legt es sich an den Gefäßwänden an, verengen sich die Gefäße. Die Durchblutung wird gestört und es kommt zur Arteriosklerose, die in weiterer Folge zur Mangelernährung der Haut führen kann. Aber nicht nur schlechte, fahle Haut, sondern auch Infarkte im Hirn und im Herzen können die Folge dieser Durchblutungsstörung sein.

Gut für die Gesundheit sind hingegen Fette, die den schädlichen Teil des Cholesterins sogar senken können. Jüngste wissenschaftliche Studien haben ergeben, dass manche Fette sogar gesundheitsfördernd sind. Sie agieren als Baustoffe für wichtige Hormone und helfen beim Aufbau der Muskulatur. Die Anti-Aging-Stars unter den Fetten sind die Omega-3-Fettsäuren, die im Fischfett vorhanden sind. Wir müssen also mehr Fisch essen und Fischöle eventuell auch als Nahrungsergänzung zuführen.

Teufelsfette

Langkettige, gesättigte Fettsäuren, kurz LCT-Fette genannt, machen alt, hässlich, dick und krank. Sie sind konzentrierte Energiespeicher und liefern mehr als doppelt so viel Energie wie Eiweiß und Kohlenhydrate. Dadurch wandern sie ohne große Umwandlung direkt in die körpereigenen Fettdepots und werden von dort nur sehr langsam wieder abgebaut.

LCT-Fette verstopfen die Blutgefäße und schneiden die Zellen von der Nährstoffzufuhr ab; dadurch steigt der Blutdruck. Paradoxerweise haben LCT-Fette aber nur einen geringen Sättigungseffekt. Ob ein Lebensmittel LCT-Fette enthält oder nicht, ist auf den ersten Blick gar nicht so einfach zu erkennen, ein Grund, warum sie auch oft als »versteckte Fette« bezeichnet werden. So stecken LCT-Fette vor allem in fetten Wurstsorten wie z. B. Salami, Extrawurst oder Leberaufstrich sowie in Speck und Bauchfleisch.

» Achtung vor Transfetten!

Besonders gefährlich sind künstlich gehärtete Fette, so genannte Transfette. Sie können vom Körper nicht verarbeitet werden und lagern sich in den Gefäßen ab. Zynisch könnte man sagen, Transfette lassen Sie vorzeitig altern, allerdings nur wenn Sie das überhaupt erleben.

Transfette sind billiger als andere Fettarten, länger haltbar und häufiger wieder zu verwenden. Sie finden sich deshalb in allen Fast-Food-Speisen wie z. B. Hamburger, Pommes frites und Donuts. Aber auch Gebäck, Plunder, Kuchen und fertige Salatsaucen enthalten häufig Transfette.

Versteckte Fette finden sich weiters in Käse, Schokoladen und Süßigkeiten, in Mehlspeisen und Backwaren sowie in vielen Fertiggerichten wie beispielsweise Cremesuppen und Fertigsaucen. Auch die beliebten Chips und Pommes frites landen aufgrund der enthaltenen LCD-Fette direkt auf unseren Hüften.

In Europa ist Dänemark das einzige Land mit einer Beschränkung für Transfette. Die Dänen erlauben maximal 2 Prozent davon in ihren Lebensmitteln. New York überlegt sogar eine Beschränkung von Transfetten.

Engelsfette

Das Sprichwort »Fisch ist gesund« kommt nicht von ungefähr, denn Fisch enthält als gesundes Powerfett die Omega-3-Fettsäure. Einen besonders hohen Anteil an Omega-3-Fettsäuren weisen fettreiche Fische wie Makrele, Lachs, Hering, Tunfisch, Sardine oder Sardelle auf. Wer regelmäßig Fisch auf den Tisch bringt, bleibt nicht nur gesund, sondern ist auch besonders leistungsfähig und ausgeglichen. Die Wirkung geht sogar so weit, dass alte Gefäße wieder elastisch werden. Die geniale Bedeutung der Omega-3-Fettsäuren für die Haut wird vor allem dann klar, wenn man weiß, dass sie die stillen Entzündungen in der Haut am wirkungsvollsten eindämmen können. Diese antiinflammatorische Wirkung ist so stark, dass die Zellen perfekt geschützt sind und auch die Zellteilung optimal verläuft.

Von den Industrieländern beweist Japan, dass ein hoher Verzehr von Omega-3-Fettsäuren Gesundheit und jugendliches Aussehen bis ins hohe Alter garantiert. Übrigens: Auch Muttermilch enthält Omega-3-Fettsäuren.

Und auch in Bio-Wildfleisch, Biomilch, Sojaprodukten, Nüssen und Leinsamen stecken kleinere Mengen an Omega-3-Fettsäuren.

Omega-3-Fettsäuren gehören zu den essenziellen Fettsäuren. Eine Vorstufe der Omega-3-Fettsäure ist die alpha-Linolensäure, und diese findet man in Raps-, Lein-, Hanf- und Walnussöl. Die alpha-Linolensäure wirkt wohltuend auf den Blutcholesterinspiegel, da sie das »böse« LDL-Cholesterin senkt. Der Anteil des »guten« HDL-Cholesterins bleibt hingegen unverändert.

Neben den Omega-3-Fettsäuren haben auch die Omega-6-Fettsäuren eine Bedeutung in unserer Ernährung. Sie finden sich beispielsweise in Sonnenblumen- und Maisöl. Ideal wäre in unserer Ernährung ein Verhältnis zwei zu eins zwischen Omega-6- und Omega-3-Fettsäuren. In der Praxis nehmen wir jedoch in Verhältnis viel zu viele Omega-6-Fettsäuren zu uns.

Nur eine Steigerung des Konsums von Omega-3-Fettsäuren, von denen wir generell zu wenig aufnehmen, erhöht die antiinflammatorische Wirkung, die eine vorzeitige Hautalterung eindämmt.

Das Verwenden der richtigen Fette hat eine drastische

» Tipp

Ersetzen Sie bei Ihrer Ernährung 5 Prozent des tierischen Fettes durch Omega-3-Fettsäuren (Engelsfette). Dadurch senken Sie nicht nur Ihr Herzinfarktrisiko um 42 Prozent, sondern können auch den Zustand Ihrer Haut drastisch verbessern.

Verbesserung des Hautbildes zur Folge, da die Engelsfette, die etwa im Olivenöl oder im Fisch enthalten sind, sogar eine gefäßschützende Wirkung haben, im Gegensatz zu den sogenannten Transfettsäuren, die in Tierprodukten wie Wurst, Käse und Schweinebraten enthalten sind.

Ölwechsel

Nicht nur Autos, auch der menschliche Körper läuft nur dann gut geschmiert, wenn er gutes Öl bekommt. Ausschlaggebend für die Qualität ist dabei die Art der Herstellung. Am hochwertigsten sind Öle aus mechanischer Pressung. Dabei werden Früchte und Kerne mechanisch zerkleinert und gepresst. Wird kalt gepresst, ist der Ertrag zwar geringer, dafür enthält dieses naturbelassene Öl aber besonders viele wertvolle ungesättigte Fettsäuren. Eine jüngste wissenschaftliche Studie zeigt eine deutlich antientzündliche Wirkung durch Inhaltsstoffe – etwa bei kalt gepresstem Olivenöl –, die einem bewährten, gängigen Schmerzmittel, dem Ibuprofen, sehr ähnlich sind.

Im Gegensatz dazu werden raffinierte Öle mit diversen chemischen Substanzen und Laugen gereinigt (eben: raffiniert) und sind stark mit ungesunden Fettsäuren angereichert.

Die »richtigen« Öle wirken sich nicht nur äußerlich (Kaiserin Elisabeth salbte sich regelmäßig mit Olivenöl), sondern auch innerlich auf den Zustand Ihrer Haut aus. Denn nur wenn die Gefäße frei sind, ist die Haut optimal durchblutet und mit Sauerstoff versorgt und bleibt lange straff und rosig.

⏩ Raus aus der Fettfalle!

- Machen Sie einen Ölwechsel in der Küche! Verzichten Sie auf gehärtete Fette wie z. B. Palmfett. Ersetzen Sie Sonnenblumen- und Maiskeimöl, die einen hohen Gehalt an Omega-6-Fettsäuren haben, durch Rapsöl, das sich ebenfalls gut erhitzen lässt. Bevorzugen Sie sonst Olivenöl.
- Verwenden Sie Butter nur in geringen Mengen.
- Setzen Sie zweimal wöchentlich fetten Kaltwasserfisch wie Lachs & Co. auf den Speiseplan.
- Verzichten Sie auf Wurstprodukte und fettes Fleisch. Bevorzugen Sie geräucherte Putenbrust und mageren Geflügelschinken.
- Kaufen Sie Eier, die mit Omega-3-Fettsäuren angereichert sind.

Denken Sie daran: Die wichtigsten Anti-Aging-Mittel sind die Engelsfette und die sekundären Pflanzenwirkstoffe, die sogenannten »neuen Vitamine«.

Killing me softly, killing me sweetly!

Die Lust auf Süßes wird uns sprichwörtlich in die Wiege gelegt. Babys stellen vom ersten Schluck Muttermilch an eine Assoziation zwischen Süßem und Geborgenheit her. Und für unsere Vorfahren sicherte die Vorliebe für Süßes das blanke Überleben: Jahrtausendelang hütete sich der Mensch vor allem, was einen »bitteren Nachgeschmack«

hinterließ. Denn was süß schmeckt, gilt in der Natur als reif und essbar. Bitter bedeutet hingegen oft giftig.

Schon vor 8000 Jahren kannte man in Indien und China Zucker aus Zuckerrohr. Alexander der Große brachte ihn 300 v. Chr. von seinen Eroberungszügen in den Westen. Mit den Kreuzzügen kam der Zucker endgültig nach Europa. Der Zuckerhandel begann. Die Zuckerbrocken aus Babylon, der weiße Zucker aus Alexandrien, die Zuckerhüte aus Zypern waren so teuer und luxuriös, dass sich nur die Reichsten den sparsamen Genuss leisten konnten.

Erst im Jahr 1747 entdeckte Andreas Sigismund Markgraf, dass zwischen Zuckerrohr und Rübenzucker nicht nur eine geschmackliche, sondern auch eine chemische Ähnlichkeit besteht. Ein halbes Jahrhundert später präsentierte sein Schüler Carl Achard Friedrich dem Großen zum ersten Mal einen Zuckerhut aus Rübenzucker. Der Siegeszug des Rübenzuckers begann. Doch ohne es zu wissen, hatte Achard mit seiner Entdeckung auch die Basis für den heutigen Massenkonsum und die damit verbundene Zuckersucht gelegt.

Um den hohen Stellenwert von Zucker in den westlichen Industrienationen zu verstehen, muss man wissen, wie Zucker im Körper wirkt.

Da der Körper laufend Energie verbraucht, muss ihm mit der Nahrung auch immer wieder neue Energie zugeführt werden. Hauptenergielieferanten sind Kohlenhydrate, die in Einfachzucker oder Monosacharide (Frucht- und Traubenzucker), Zweifachzucker oder Disacharide (z. B. Malz-, Milch- oder Haushaltszucker) und Vielfachzucker oder Polysacharide (z. B. pflanzliche und tierische Stärke) unterteilt werden. Schon aufgrund dieser Aufteilung erkennen wir:

Kohlenhydrate = Zucker

Vielfachzucker = Stärke

Die Unterteilung zeigt somit, dass Kohlenhydrate nur ein anderer Begriff für Zucker ist.

Der Zuckerbedarf sollte idealerweise durch natürliche Kohlenhydrate gedeckt werden. Diese stecken in Getreide, Obst, Gemüse und Hülsenfrüchten. Die dort enthaltenen Vielfachzucker müssen für die Verwertung erst vom Körper aufgespaltet werden, sie sind deshalb qualitativ hochwertiger und gehen langsam ins Blut.

Einfach- und Zweifachzucker hingegen liefern praktisch sofort Energie. Ist der Speicher für umgewandelte Kohlenhydrate voll, wandert der Rest in die Fettdepots. In richtigen Maßen genossen leistet Zucker eine positive Aufgabe für den menschlichen Organismus, denn er dient als lebensnotwendiger Treibstoff. Das richtige Maß an Glykose im Blut ist wichtig für unser Wohlbefinden. Das spürt jeder am eigenen Leib, wenn der Blutzuckerspiegel bei körperlicher Anstrengung oder nach längeren Hungerphasen drastisch absinkt und dem Körper regelrecht der Sprit ausgeht. Glukose sichert auch den reibungslosen Gedankenfluss zwischen den grauen Zellen. Sinkt der Blutzuckerspiegel, lässt auch die Konzentration schlagartig nach.

Und wenn Sie das erleben, werden Sie auf jeden Fall sehr alt aussehen, denn ein gestörter Zuckerhaushalt ist Hauptverursacher für den »inneren Brand« – das selbstzerstörerische Werk fehlgesteuerter Fresszellen, die, anstatt Eindringlinge abzuwehren, die eigenen Zellen attackieren

Fatal

Vor allem der raffinierte Haushaltszucker generiert einen wahren Teufelskreis im Körper; denn raffinierter Zucker besteht aus kleinen Zuckerbestandteilen, die rasch ins Blut gehen und innerhalb weniger Minuten einen hohen Blutzuckerspiegel provozieren. Dies wiederum stimuliert die Bauchspeicheldrüse und lässt sie Insulin ausschütten, das mit Wucht den Zucker in die Zellenspeicher treibt. Der Überschwang an Insulin führt rasch zu einem niedrigen Zuckerspiegel, der wiederum Hunger provoziert, und das Spiel kann von vorne wieder losgehen, bis Sie als verfetteter, diabetischer Hochdruckpatient nach einem Herzinfarkt oder Schlaganfall auf der Intensivstation landen.

und so unbemerkte, schmerzlose Entzündungen verursachen, die die Haut vorzeitig welken lassen.

»Frühstücken wie ein Kaiser, zu Mittag essen wie ein Bürger, abends wie der Bettelmann.« An diese Ernährungsregel hält sich in der Praxis allerdings kaum jemand.

War Zucker früher ein Luxusgut, das nur den Reichen vorbehalten war, so ist er heute für viele fast ein Hauptnahrungsmittel. Mehlspeisen, Zuckerln, Schokolade sind die Drogen der westlichen Industrienationen. Die süßen Verführer stehen bei den meisten von uns täglich auf dem Speiseplan, gelten doch die Mitteleuropäer beim Zuckerkonsum als Rekordverbraucher. Unglaubliche 45 Kilogramm (!) Zucker vertilgt jeder von uns jährlich! Tendenz steigend, denn Zucker versteckt sich besonders gerne in den immer beliebter werdenden Fast-Food- und Convenience-Gerichten. Ob Ketchup, Senf, Packerlsuppe, Salatdressing, Fertigmüsli oder sogar saure Gurken – Zucker steckt in jedem Fall drin.

Wir würden nie im Leben bewusst Staubzucker über die Pommes streuen, tun mit jedem Spritzer Ketchup aber eigentlich genau das.

Es ist uns auch überhaupt nicht bewusst, dass wir statt eines Säckchens Gummibären, die von der Werbung gerne als fettfrei, ergo gesund angepriesen werden, genauso gut 65 Stück Würfelzucker verspeisen könnten. Und man wird auch die Durstlöscherqualität einer Flasche Cola in Frage stellen, führt man sich vor Augen, dass selbige unglaubliche 14 Stück (!!!) Würfelzucker enthält. Bei dieser Menge sind Zivilisationskrankheiten Tür und Tor geöffnet. Kein Wunder, dass die französische Regierung bereits überlegt, eine Steuer auf zuckerhältige Getränke einzuführen.

Doch selbst wer sich gewissenhaft mit den Inhaltsstoffen eines Lebensmittels auseinandersetzt, kann als Laie nur schwer erkennen, ob in diesem Zucker enthalten ist oder nicht, denn der Vermerk »ohne Zucker« bezieht sich einzig und allein auf die Sacharose – den weißen Kristallzucker. Nahrungsmittel, die Stärkezucker aus Mais, Kartoffeln oder Weizen enthalten, dürfen weiterhin als zuckerfrei deklariert werden. Fatal, denn diese Stärke schmeckt zwar nicht süß, ist chemisch betrachtet aber nichts anderes als Zucker!

Zucker macht alt

Hautärzte und Anti-Aging-Ärzte sehen diese versteckten Stärkezucker als Hauptverantwortliche für die vorzeitige Hautalterung. »Meiner Ansicht nach sind vorzeitige

Hauterschlaffung und Faltenbildung auf einen übermäßigen Zuckerkonsum, insbesondere von versteckten Stärken in Fertiggerichten, zurückzuführen«, erklärt Dr. Daniel Maes, Forschungsleiter eines bekannten Kosmetikkonzerns. »Wir stehen hier erst am Anfang unserer Forschung, aber wie man Hautschäden durch überschüssigen Zucker vorbeugt, das wird demnächst in der Kosmetik das Thema schlechthin sein.«

Neueste Forschungen belegen, dass zu viel Zucker in den Zellen einen schädlichen Abfall, genannt AGE (Advanced Glycosylation End-Products) bildet, der die Proteinfasern der Haut verhärtet. Dadurch brechen die kollagenen und elastinen Fasern ein, Falten entstehen. Zucker verklebt das Gewebe wie ein Glas Honig, das man in eine Schale mit Murmeln leert. Die Haut wird unelastisch. Doch wenn die Fasern nicht mehr reibungslos gleiten können, bilden sich auch Mimikfalten nicht mehr zurück.

Zwar rechnen die Wissenschaftler mit einem gewissen Anteil an AGE-Bildung ab dem 40. Lebensjahr, in den letzten Jahren wurde AGE aber schon bei viel jüngeren Menschen beobachtet; höchstwahrscheinlich bedingt durch die heutige Ernährung. Insbesondere industriell zubereitete, hoch erhitzte Fertiggerichte, die gleichzeitig Zucker und Proteine enthalten, können im erwärmten Zustand schon vor dem Verzehr AGE enthalten.

Die Menge an Zucker, die von den Zellen absorbiert werden kann, ist zwar von Mensch zu Mensch unterschiedlich, die zwanzig Teelöffel Zucker, die jeder Amerikaner täglich zu sich nimmt, sind aber eindeutig zu viel. Eine vernünftigere Maximalmenge wären sechs bis zehn Teelöffel.

Eine neue Alternative ist gerade dabei, den deutschsprachigen Markt zu erobern: Stevia, ein unscheinbares Kraut aus Südamerika. »Stevia rebaudiana« ist eine unscheinbare, mehrjährige Staude, die zur Familie der Chrysanthemengewächse gehört. Schon seit Jahrhunderten, lange vor der spanischen Eroberung im 16. Jahrhundert, süßen die Guarani und Mato-Grosso-Indianer Paraguays ihren Mate-Tee mit diesem Süßkraut, das in ihrer Sprache »Kaja-he« oder »Caa-a yupe« (»Honigblatt« oder »Süßes Glück«) genannt wird. Sie benutzen das Blatt auch für Heilzwecke bei Diabetes, Bluthochdruck, Erschöpfung, Verdauungsstörungen, Verletzungen und Hautproblemen.

Das Stevia-Blatt als solches ist zehn- bis zwanzigmal so süß wie Zucker, der weiße Steviosid-Auszug hat sogar eine bis zu 400-mal höhere Süßkraft, und das bei praktisch null Kalorien. 1887 wurde diese Pflanze vom südamerikanischen Forscher Antonjo Bertoni neu entdeckt und trägt seither den Namen »Stevia rebaudiana Bertoni«.

Stevia wächst in den Amambai-Bergen im Grenzland zwischen Brasilien und Paraguay und scheint eine gesunde Alternative zu Zucker und Süßstoffen zu sein. In Japan hat »Kaja-he« bereits über die Hälfte des Süßmittelmarktes erobert. Dort wird es als Tafelsüße, in Eiscremes, Diätgetränken, Keksen und Kuchen verwendet. Eine interessante Alternative für die Zukunft.

›› Raus aus der Zuckerfalle!

- *Verzichten Sie auf Fertiggerichte!*

Am besten kann man den heimlichen Zuckerkonsum reduzieren, wenn man weitgehend auf Fertignahrungsmittel verzichtet, wieder mehr selbst kocht und außerdem die Deklarierung auf den Packungen sorgfältig liest: Glukose, Sucose, Rohrzucker, Rohzucker, Sacharide, Fructose, Dextrose und auch Honig, Sirup usw. sind alles Zucker und haben eine ähnliche Wirkung in unserem Körper.

- *Achten Sie auf Qualität!*

Reiner weißer Zucker oder ausgemahlene Mehle sind leere Nahrungsmittel. Sie enthalten außer Kalorien nicht einmal die für ihre Verdauung notwendigen Vitamine und Mineralstoffe. Das bedeutet, der Körper bekommt zwar Energie, aber die lebensnotwendigen Baustoffe müssen aus den Reservespeichern genommen werden. So entstehen langfristig Mangelzustände bei Vitaminen und Mineralstoffen.

- *Ändern Sie Ihre Gewohnheiten!*

Sie empfinden den Kaffee nur mit zwei Löffeln Zucker als »richtig süß«. Reduzieren Sie die Menge jeden Tag um eine minimale Prise. Bald schmeckt das Frühstücksgetränk auch mit einem Löffel Zucker süß genug. Und auch das Dessert nach jeder Mahlzeit ist reine Gewohnheit. In ganz Italien isst man nach den Mahlzeiten Obst. Kuchen und Torte gehen dort zum süßen Abschluss niemandem ab. Achtung! Steigen Sie aber nicht auf künstliche Süßstoffe wie z. B. Aspartam um. Sie sind gesundheitlich stark umstritten.

- *Werden Sie zum Genießer!*

Sie müssen nicht zum lustfeindlichen Asketen mutieren. Genießen Sie Süßes als Genussmittel, Zucker als Gewürz. Und gönnen Sie sich dabei nur das Beste. Das vollwertigste Backwerk ist für Sie gerade gut genug.

- *Schokolade – je dunkler, desto besser!*

Das Böse an der Schoko ist nicht der Kakao, sondern die darin enthaltene Milch und der Zucker. Bevorzugen Sie deshalb hochqualitative Schokolade mit einem Kakaoanteil von mindestens 70 Prozent. Diese enthält reichlich pflanzliche Polyphenole, die den Körper vor freien Radikalen und Entzündungen schützen. Übertreiben sollten Sie Ihrer Linie zuliebe dennoch nicht, denn Schokolade ist auch ziemlich fett.

Kohlenhydrate – die Kraftspender

Kohlenhydrate sind die Basis jeder ausgewogenen Ernährung. Sie machen satt, spenden Kraft und versorgen alle Zellen des Körpers, so auch die Hautzellen, mit lebensnotwendiger Energie. Doch wie immer in Leben gibt es auch hier eine Kehrseite der Medaille, denn Kohlenhydrate sind nicht gleich Kohlenhydrate.

Die »guten« Kohlenhydrate, die in vollwertigen Produkten wie Obst, Vollkorngetreide, Bulgur, Roggen, Gerste und Nüssen stecken, werden vom Körper langsam aufgespaltet und sind wertvolle Energielieferanten. Die »minderwertigen«, die in Weißbrot, Kuchen und billig produzierten Fertiggerichten stecken, werden vom Körper aber behandelt wie Zucker (siehe Unterkapitel: *Killing me softly, killing me sweetly!*) und verursachen im Körper eine Rollercoast-Fahrt des Insulins, mit dem Effekt, dass wir nicht nur schneller zunehmen, sondern auch die unbemerkten Mikroentzündungen in der Haut gehäuft stattfinden. Die Haut wird dadurch schneller schlaff und faltig.

Wie wertvoll ein Kohlenhydrat ist, sagt der individuelle Glyxwert. Der Glykämische Index, kurz GI, beschreibt die Geschwindigkeit, mit der aufgenommene Kohlenhydrate im Blut erscheinen. Je langsamer dies vonstatten geht, desto niedriger der Glykämische Index und desto gesünder das Kohlenhydrat.

»Sehr gute« Kohlenhydrate (GI bis 35):	
• alle Blattsalate	10
• Auberginen, Zucchini	10
• Kohl, Lauch, Brokkoli	10
• Tomaten, Paprika	10
• Zwiebeln, Knoblauch	10
• Buttermilch, Magerjogurt	15
• Aprikosen, frisch	20
• Avocado	20
• Nüsse, Mandeln	22
• Schokolade 70 %	22
• Grapefruit, Kirschen, Pflaumen	25
• Apfel, Pfirsich, frisches Obst	30
• Glasnudeln (Soja)	30
• rohe Karotten, Radieschen	30
• Sojamilch	31

• Orangen, Birnen	35
• Quinoa, Roggen	35
• Vollmilch, Vollmilchjogurt	35
• Wildreis, pur	35
»Gute« Kohlenhydrate (GI 35–50):	
• Gerste	36
• 100 % Vollkornbrot, Typ 2000	40
• Datteln und Feigen, frisch	40
• frisch gepresste Fruchtsäfte ohne Zucker	40
• Haferflocken	40
• natürlicher Apfelsaft	40
• Pumpernickel	40
• Roggenvollkornbrot	40
• Tomatenmark	40
• Vollkornnudeln, al dente gekocht	40
• Weintrauben	40
• Weizenkörner	41
• Spaghetti al dente gekocht	45
• Bulgur, geschroteter Weizen	48
• Buchweizenmehl	50
• Gerste, geschrotet	50
• Mischvollkornbrot, Typ 1500	50
• Vollkornreis, Basmatireis	50
Blutzuckersteigernde Kohlenhydrate (GI über 50)	
• Feingebäck, Muffins	62
• Käse-Pizza Margherita	63
• Butterteigkuchen	64
• Mürbteig, Obsttorte	65

• Cola, Limonade, Fanta	70
• gezuckerte Cerealien	70
• Gnocchi	70
• Haselnuss-Schokolade	70
• Schokoriegel	70
• Teekuchen, Kekse, Croissant	70
• Vollmilchschokolade	70
• Weißbrot, Baguette, Toastbrot	70
• Weißes Hefegebäck	72
• Kaisersemmel	73
• Kartoffelchips	90
• Pommes frites, Kartoffelstärke	95
• Traubenzucker	100
• Kekse mit Cremefüllung	101
• Glucosetabletten	102
• Bier (Maltose)	110

Zwar wird auch einigen sehr gesunden Lebensmitteln wie Kartoffeln, Kürbis oder Bananen ein höherer Glyxfaktor zugeordnet. Dennoch müssen Sie auf keinen Fall darauf verzichten. Vor allem wenn Sie sonst Ihren Konsum an Haushaltszucker und billig produzierten Stärkeprodukten einschränken; denn bei allen Obst- und Gemüsesorten machen die Vorteile den erhöhten Zucker- und Stärkeanteil locker wett.

An und für sich sollte man glauben, dass der gesunde Menschenverstand bei der Auswahl der richtigen Kohlenhydrate ein guter Entscheidungsträger ist.

Bevorzugen Sie natürliche Kohlenhydrate in Getreide, Obst, Gemüse und Hülsenfrüchten. Diese enthalten neben Zucker auch Ballaststoffe, Stärke, Vitamine, Mineralstoffe und Spurenelemente, die ebenfalls für den Körper wichtig sind. Ausgemahlene Mehle hingegen sind leere Nahrungsmittel. Sie enthalten außer Kalorien nichts. Weißbrot und Kuchen liefern nicht einmal die für ihre Verdauung notwendigen Vitamine und Mineralstoffe. Das bedeutet, dass die Zellen zwar Energie bekommen, die lebensnotwendigen Baustoffe aber aus den körpereigenen Reservespeichern genommen werden müssen. Das bedeutet langfristig einen Vitamin- und Mineralstoffmangel, der sich bald durch ein unschönes, fahles Hautbild und brüchige Fingernägel bemerkbar macht.

Ab und zu sündigen schadet selbstverständlich nicht. Eine Frau, die sich aus falsch verstandenen optischen Gründen ausschließlich von Reiswaffeln ernährt, liegt total auf dem Holzweg. Bei dieser einseitigen Ernährung wird die Reisstärke vom Körper in Zucker umgewandelt, der die kollagenen Fasern der Haut verklebt und diese unelastisch und in der Folge brüchig macht. Das Resultat: vorzeitige tiefe Falten.

Proteine – die Bausteine des Lebens

Proteine gehören wie Fette und Kohlenhydrate zu den Hauptnährstoffen. Wie wichtig Proteine für die Ernährung sind, zeigt die Ableitung ihres Namens vom griechischen »*proteios*«, was so viel wie »erstrangig« bedeutet. Alles Lebendige setzt sich aus ihnen zusammen.

Proteine bestehen aus bis zu 20 verschiedenen Aminosäuren, von denen acht essenzielle Aminosäuren sind; das bedeutet, dass sie mit der Nahrung zugeführt werden müssen. Die zwölf nichtessenziellen Aminosäuren können im Körper selbst durch den Umbau der essenziellen Aminosäuren hergestellt werden.

Proteine fungieren im Körper einerseits als Bauelement für Zellen, Abwehrkörper, Enzyme und Hormone, zum anderen spielen sie auch als Botenstoffe und für Muskulatur, Haut und Haare eine wichtige Rolle. Lange Ketten von Aminosäuren werden Enzyme genannt. Sie bewirken wichtige Verdauungsprozesse im Körper.

Doch wie können wir unseren Proteinbedarf am besten decken?

Tierische Proteine stecken in Fisch, Fleisch, Käse, Eiern und Milch. Doch Achtung: Schon Konfuzius sagte: »Iss nur Fleisch von Tieren ohne Beine oder mit zwei Beinen.« Damit wollte er ausdrücken, dass das Fleisch von Vierbeinern für unseren Organismus eher ungünstig, das helle Fleisch von Fisch und Geflügel jedoch empfehlenswert sei. Wer sich an diese Regel hält, nimmt alle wichtigen Aminosäuren zu sich, ohne sich mit ungünstigen Fetten zu belasten, die die Haut vorzeitig altern lassen. Interessantes Detail am Rande: Hühnereiweis wird zu 100 Prozent vom Körper in menschliches Eiweiß umgewandelt, das Eiweiß in Fleisch nur zu 70 Prozent.

Zu den besonders eiweißreichen pflanzlichen Lebensmitteln zählen Hülsenfrüchte, wie Bohnen und Linsen, Mais, Weizen, brauner Reis und Nüsse. Sie unterstützen wichtige Umbauprozesse im Körper.

» Soja – ein wichtiger Eiweißspender

Eine besonders reichhaltige Eiweißquelle sind Soja und die aus Soja gewonnenen Produkte wie Tofu und Saitan. Wer viel Soja zu sich nimmt, profitiert neben der gesunden Eiweißzufuhr auch von einer günstigen Beeinflussung des hormonellen Gleichgewichts im Körper.
Das Ergebnis: Es bilden sich weniger unsichtbare Mikroentzündungen in der Haut und diese kann bis ins hohe Alter straff und elastisch bleiben.

Sekundäre Pflanzenwirkstoffe – die neuen Vitamine

Die 1980er-Jahre waren das Jahrzehnt der Vitamine – jetzt haben wir das Jahrzehnt der neuen Vitamine, genauer gesagt der sekundären Pflanzenwirkstoffe. Diese wirken bis zu 80-mal stärker antioxidativ und antiinflammatorisch und halten auch Hitzebelastung beim Kochen wesentlich besser aus als die bisher bekannten Vitamine.

Pflanzen sind faszinierende Gesamtkunstwerke, das jedes für sich ein Geheimnis birgt. Um dieses zu verstehen, muss man wissen, dass Biologen die Inhaltsstoffe der Pflanzen in primäre und sekundäre Pflanzenwirkstoffe unterteilen. Erstere machen 95 Prozent aus und sind vor allem Ballaststoffe wie Fruchtfleisch oder Fruchtwasser. Das Geheimnis der Pflanze steckt aber in den verbleibenden 5 Prozent, den sekundären Pflanzenwirkstoffen. Diese schützen die Pflanze vor allen schlechten Umwelteinflüssen, um so ihr Überleben zu sichern. Pflanzen können weder vor UV-

Bestrahlung noch vor Schimmelpilzen davonlaufen, ihr einziger Abwehrmechanismus ist es, schützende Wirkstoffe zu bilden.

Schale und Keimling sind Trumpf

Besonders viele dieser sekundären Pflanzenwirkstoffe stecken in der schützenden Schale oder aber im Keimling der Pflanze – die gesunde Reproduktion steht für die Natur schließlich an erster Stelle. Untersuchungen haben ergeben, dass in einer halben Tasse Sojasprossen genauso viel Isoflavon steckt wie in einer ganzen Tasse Sojabohnen.

Der Keimling, ganz egal ob als unscheinbarer Kern in einer Tomate oder als Bohne, Linse oder Nuss, enthält auch besonders viele Aminosäuren, da diese benötigt werden, um »neues Leben« hervorzubringen. So wie ein Embryo vom Fruchtwasser geschützt wird, ist auch der Keimling von zumeist wässrigem Fruchtfleisch umgeben, das nur wenige Pflanzenwirkstoffe enthält.

Die äußere Schale ist aber wieder reich an sekundären Pflanzenwirkstoffen, denn sie dient der Pflanze als biochemisches Abwehrarsenal. Je mehr Schale, desto mehr Schutz.

Das erklärt auch, weshalb 100 g Spinatblätter eine genauso hohe antioxidative Schutzwirkung haben wie 1900 Gramm Gurken. Spinat besteht praktisch nur aus Haut und muss zu seinem flächendeckenden Schutz mehr Antioxidantien gegen UV-Licht bilden als die Gurke, bei der nur eine ganz geringe Oberfläche der Sonne ausgesetzt ist.

Das Schöne daran ist, dass wir Menschen die Anti-Aging-Wirkung der Pflanzen für uns nützen können.

Besonders vorteilhaft an den sekundären Pflanzenwirkstoffen: Sie dienen nicht nur dem Eigenschutz, sondern haben auch höchst gesundheitsfördernde Auswirkungen auf den menschlichen Organismus. Und ihre Schutzwirkung ist um ein Vielfaches höher als jene der Vitamine. Außerdem sind Vitamine problematisch in der Stabilität. So hat frisch geernteter Spinat nach 24 Stunden nur noch die Hälfte des ursprünglichen Vitamin-C-Gehalts. Die in den Pflanzen enthaltenen Carotinoiden, wie beispielsweise das Anti-Aging-Wunder Lycopin, sind aber stabil und hitzebeständig.

» »Musketiere der Pflanzenkunde«

Als die vier schlagkräftigsten »Musketiere der Pflanzenkunde« bezeichnen Anti-Aging-Spezialisten
- Isoflavone,
- Lycopin,
- Resveratrol,
- Hydroxythyrosol,

hochkarätige Substanzen, die als Geheimwaffen im Kampf gegen die vorzeitige Hautalterung gelten.

- *Isoflavone*

Isoflavone sind Phytohormone, die schon lange im Fokus der Medizin stehen. Ärzte führen die Tatsache, dass die traditionelle japanische Bevölkerung mehrheitlich in Gesundheit und Schönheit alterte, neben der fischreichen Ernährung vor allem auf den hohen Sojakonsum zurück. Denn Soja ist einer der wichtigsten Lieferanten für Isoflavone.

Tatsache ist: 30 Prozent aller Europäerinnen leiden unter Wechseljahrebeschwerden, während es in Japan nicht einmal ein Wort für Wallungen gibt!

Für die Haut wirken Isoflavone sowohl als Radikalenfänger als auch entzündungshemmend. Dadurch werden auch die chronischen Minientzündungen, die hauptverantwortlich für die Hautalterung sind, gemindert.

Durch den Konsum von phytoöstrogenreichen Lebensmitteln bzw. adäquaten Nahrungsergänzungsmitteln werden nicht nur die Gefäße erweitert und die Durchblutung gefördert, es kommt auch zu einer Neubildung der wichtigen Kollagene.

Wer ausreichend Phytoöstrogene zu sich nehmen will, sollte pro Tag etwa 300 g Sojajogurt, 300 ml Sojamilch oder 300 g Tofu zu sich nehmen. Diese Menge entspricht 126 mg Isoflavonen. Am stärksten ist die Wirkung übrigens, wenn Phytoöstrogene am Nachmittag verzehrt werden.

Nebenwirkungen und Überdosierungen sind bei Phytoöstrogenen kaum möglich. Historisch überliefert ist allerdings das Beispiel der böhmischen Hopfenpflückerinnen, die aufgrund der Überdosis an Östrogen im Hopfen Menstruationsstörungen bekamen. Im Bier sind übrigens auch winzige Mengen an Hopfenöstrogen enthalten. Eine Zunahme der weiblichen Formen wie etwa wachsende Brüste droht aber erst ab einem Konsum von drei bis vier Litern Bier täglich.

Doch nicht nur Phytoöstrogene, auch ihre männlichen Gegenspieler kommen in der Natur vor.

So enthält etwa Ginseng ein pflanzliches Testosteron. Testosteron ist wichtig bei der Bekämpfung von Cellulite, wo es entweder äußerlich aufgetragen oder auch oral verabreicht wird.

- *Lycopin*

Der Farbstoff Lycopin färbt nicht nur Paradeiser im wahrsten Sinne des Wortes tomatenrot, er schützt auch vor der Hautalterung und den schädlichen Auswirkungen der UV-Strahlen. Lycopin gehört übrigens zu den Carotinoiden. Je röter die Tomate, desto mehr Schutzstoffe enthält sie.

Lycopin lagert sich einerseits in der Haut ein und wirkt wie ein Sonnenschirm vor schädlichen UV-Strahlen, andererseits fängt es Radikale, die für die Faltenbildung verantwortlich sind.

Wer einen Sommerurlaub plant, sollte sich nicht nur am Urlaubsort selbst, sondern auch schon in den Wochen davor daheim möglichst viele Tomatengerichte auf den Speisenplan setzen. So wird die Sonnenbrandempfindlichkeit reduziert, denn der Lichtschutzfaktor einer tomatenreichen Ernährung liegt bei etwa 2–3.

Lycopin wird auch beim Kochen und Weiterverarbeiten nicht zerstört. Ganz im Gegenteil: Der menschliche Darm kann den Wirkstoff sogar besser aufnehmen, wenn die Tomaten erhitzt und mit Öl kombiniert werden. Besonders hoch ist daher die Schutzwirkung in Tomatensoße, Tomatenmark und Ketchup, wenn möglich, zuckerfrei genossen.

Lycopin hält nicht nur jung, sondern auch gesund. Eine Mailänder Studie belegte, dass Italiener, die regelmäßig Pizza mit Tomatensoße aßen, weniger häufig an Krebs erkrankten als solche, die das nicht taten. In Interviews im Rahmen der Aufnahmen für den Pirelli-Kalender führte die 72-jährige, noch immer hoch attraktive Sophia Loren den Erhalt ihrer Schönheit und Gesundheit auf den regelmäßigen Genuss von Pizza und Pasta mit viel Tomatensauce zurück. Kein Wunder, denn in einem Viertelliter Sugo steckt die ganze Kraft von 4 kg Tomaten!

- *Resveratrol*

Eines der wirksamsten Antioxidantien ist Resveratrol und gehört zu der Gruppe der Polyphenole. Versuche und Untersuchungen haben erbracht, dass die Substanz positive Effekte bei Krankheiten wie Arteriosklerose, Herzkrankheiten, Arthritis und manchen Autoimmunkrankheiten zeigen können.

Die Substanz findet sich in einer großen Zahl von Pflanzen bzw. pflanzlichen Lebensmitteln, vor allem in Weintrauben, Himbeeren, Maulbeeren und Erdnüssen. Besonders vorherrschend ist es in der Haut von roten Weintrauben. In frischem weißen Traubensaft hat man bis zu 200 µg/l, in frischem roten bis zu 1100 µg/l der Substanz nachweisen können. In Rotwein ist die Konzentration wesentlich höher und liegt bei ca. 30 bis 50 mg/l. Weißwein und Rosé enthalten niedrigere Konzentrationen an Resveratrol.

Trotzdem überlegt die EU, Weintrinkern den Genuss demnächst ziemlich zu vermiesen. Wie bei Zigaretten sollen auch auf den Etiketten Warnungen vor den gesundheitlichen Schäden des Getränks prangen. Nun dürfen die Gefahren des Alkoholmissbrauchs keinesfalls verharmlost werden, moderater Rotweingenuss aber schadet der Gesundheit keinesfalls, sondern ist ganz in Gegenteil höchst förderlich.

Täglich genossen

Die Weltgesundheitsorganisation WHO empfiehlt ein bis zwei Gläschen Rotwein für Frauen und drei Gläschen für Männer. Täglich in Maßen genossen vermindert Rotwein nicht nur das Risiko einer Herz-Kreislauf-Erkrankung, er wirkt auch antioxidativ und schützt so die Haut.

Zusätzlich täuscht Resveratrol dem Körper eine Kalorienrestriktion vor und versetzt die Zellen in eine Art moderaten Winterschlaf. Die Folge: Das Altern kann verzögert werden.

Genial für alle Genießer: Die besten Rotweine sind auch die gesündesten. Denn die günstigen klimatischen Bedingungen der guten Jahrgänge wirken sich nicht nur auf den Geschmack, sondern auch auf den Resveratrolgehalt aus.

- *Hydroxythyrosol*

Dass Olivenöl gesund ist und gut schmeckt, ist hinreichend bekannt. Relativ neu ist aber das Wissen, dass die in Olivenöl enthaltenen Polyphenole starke Hautschutzwirkung haben. Sie verhindern schädliche oder zerstörerische Prozesse wie die durch freie Radikale verursachte Oxidation der Lipide und schützen vor den unsichtbaren Mikroentzündungen in der Haut, die uns so schnell alt aussehen lassen. Und zwar ist die Schutzwirkung 80-mal größer als bei Vitamin C. Schädliche Ablagerungen an den Gefäßwänden werden durch Olivenölkonsum verhindert. Olivenöl besteht zu 95 Prozent aus Öl und 5 Prozent Polyphenolen, die einerseits antioxidativ und außerdem antiinflammatorisch wirken, ähnlich wie die seit Langem als Medikament erhältlichen Cyclooxigenase-Hemmer.

Das kleine Dorf Campodimele als großes Vorbild

Wie stark die Kraft der sekundären Pflanzenwirkstoffe ist, beweist das Beispiel des Dörfchens Campodimele. In dem kleinen Ort in Süditalien hat die WHO eine Forschungsstation eingerichtet, da hier deutlich mehr 100-Jährige leben als anderswo und insbesondere sogar mehr Männer älter werden als Frauen.
Die saloppe Meinung eines Forschers bringt es auf den Punkt: Dort genießen die Männer den Alltag, trinken Wein und leben von Fisch und Olivenöl sowie von Obst (»Campo di mele« = Apfelgarten) und die Frauen verrichten die Alltagsarbeit.
Doch wir müssen nicht nach Campodimele übersiedeln. Dem typischen chronischen Stress, der sich durch den Alltag des westlichen Menschen zieht, können wir auch zu Hause entgegenwirken – am besten mit Wein und Oliven.

6

7. Die acht Skin Saver

Heidelbeeren – die blauen Wunderpillen

Wer zum Beerensammeln in den Wald oder in den Garten geht, pflückt eigentlich verjüngende Medizin, denn alle Beeren – ob Brombeere, Johannisbeere, Erdbeere oder Himbeere – haben eine hohe Anti-Aging-Wirkung. Das Flaggschiff unter den antioxidativen Beeren sind die Heidelbeeren, die Vorzeigebeeren unter ihren anderen farbenprächtigen Artgenossen.

Die kleinen blauen Beeren sind aufgrund ihrer hohen antioxidativen Wirkung wahre Anti-Aging-Pillen. Die Binsenweisheit, dass Medizin bitter ist, trifft hier zum Glück nicht zu. Heidelbeeren schmecken einfach köstlich, weil ihr Zucker-Säure-Verhältnis perfekt ausgewogen ist. Die blauen Beeren enthalten leicht lösliche Kohlenhydrate, erfrischende Fruchtsäuren und eine Unzahl an Vitaminen und Mineralstoffen. Die blaue Tinte der Heidelbeeren ist reich an Flavonoiden. Dadurch zählt sie zu den wirksamsten Anti-Aging-Nahrungsmitteln.

Schon seit der Antike werden die wohlschmeckenden blauen Beeren in der Medizin verwendet. Heidelbeeren sind von jeher ein bewährtes Hausmittel gegen Durchfall, Rachenentzündungen und in der Geburtshilfe.

Beinahe spektakulär ist die Heilkraft der Heidelbeeren jedoch für die Haut. Eine Heidelbeertinktur lindert juckende und nässende Hautausschschläge, Bartflechten, Geschwüre und Ekzeme.

Know-how Heidelbeere

Die Heidelbeere stammt ursprünglich aus den Hochmooren und Heiden Eurasiens und Nordamerikas. Die Kulturheidelbeere ist ein Abkömmling der amerikanischen »Blueberries«, die fast murmelgroß und sehr säurearm sind. So wie Zwetschken und Kirschen sind auch Kulturheidelbeeren nur noch entfernte Verwandte der Waldheidelbeeren, auch wenn beide, botanisch gesehen, zur Familie der Heidekrautgewächse gehören.
Die europäischen Waldheidelbeeren wachsen als niedriges Waldbüschel, die Sträucher der Kulturheidelbeeren hingegen werden bis zu zwei Meter hoch. Die Kulturheidelbeere ist größer und kernärmer als die Verwandte aus dem Wald. Fleisch und Saft sind farblos, nur die Schale enthält die typisch blaue Farbe, die beim Kochen freigesetzt wird.
Wer die Wahl zwischen wild wachsenden Heidelbeeren und Kulturheidelbeeren hat, sollte die Waldfrüchte bevorzugen. Sie sind nicht nur aromatischer als ihre kultivierten Verwandten, sondern auch reicher an den wertvollen antioxidativen Farbstoffen.
In Österreich gilt das Bundesland Tirol als absolutes Blaubeerland.

Amerikanische Wissenschaftler untersuchten 40 Frucht- und Obstsorten und fanden heraus, dass Heidelbeeren den höchsten Anteil an Antioxidantien, also Substanzen, die freie Radikale absorbieren, enthalten. Die magischen Kräfte der Heidelbeeren sind in erster Linie auf diese Antioxidantien zurückzuführen – insbesondere auf ein Mitglied der Flavonoid-Familie namens Anthocyanoside.

Wilde Heidelbeeren enthalten in ihren blauen Schalen mindestens fünf verschiedene Arten von Anthocyanosiden. Diese pflanzlichen Nährstoffe wirken gemeinsam mit dem enthaltenen Vitamin C und anderen Antioxidantien stark entzündungshemmend und als wirkungsvolle Radikalenfänger.

Es schützt also nicht nur der blaue Farbstoff der Heidelbeeren vor den meisten Alters- und Zivilisationskrankheiten, die außergewöhnlich gesundheitsfördernde Beere wirkt sich auch äußerst positiv auf die Gesundheit der Haut aus und kann so auch die ungeliebten Zeichen der Hautalterung mindern. Wer regelmäßig Heidelbeeren konsumiert, bewahrt sich durch die starke Radikalenfängerwirkung lange Zeit einen jugendlich straffen und strahlenden Teint.

Beeren genießen:

- Genießen Sie Heidel- und andere Beeren frisch mit Jogurt gerührt oder im Obstsalat.
- Probieren Sie Beeren im Vollwertkuchen oder als Muffin. Eine Besonderheit der Heidelbeeren dabei ist es, dass die ganzen Früchte beim Kuchenbacken ihre Form behalten.
- Eine gute Alternative zu frischen Beeren sind außerhalb der Saison beerige Fruchtaufstriche, aufs Brot gestrichen oder ins Jogurt gerührt.

Oliven – das Öl der ewigen Jugend

Olivenöl gilt seit der Antike als Heil- und Allheilmittel. Schon der Philosoph Demokrit gab seinen Mitmenschen den Rat: »Verwendet innen Honig, außen Olivenöl«, der vom Schriftsteller Plinius übrigens zu dem Vorschlag »innen Wein und außen Olivenöl« abgewandelt wurde. Auch Hildegard von Bingen empfahl in ihrem Kräuterbuch aus dem 12. Jahrhundert die äußere Anwendung von Olivenöl.

In der Kosmetik wird Olivenöl gerne verwendet, denn es verbessert als nicht trocknendes fettes Öl die Elastizität der Haut. Dass Olivenöl viel mehr kann, als die Haut zu pflegen und äußerlich gesund zu erhalten, wurde zwar lange Zeit vermutet, konnte aber erst durch moderne Forschungsmethoden nachgewiesen werden. Verantwortlich dafür sind die in den Pflanzenstoffen enthaltenen Kohlenwasserstoffe, die freie Radikale neutralisieren.

Farbpigmente wie Chlorophyll sowie Phenolsäuren schützen als Antioxidantien unser gesamtes Immunsystem und haben eine stark regenerative Wirkung für die Haut.

Die hohe Fähigkeit zur Regeneration beweist der Olivenbaum auch an sich selbst: Dürre, Brandschäden, Blitzschlag oder Frost – selbst unter den widrigsten Umständen kann sich ein beschädigter Olivenbaum wieder erholen. Diese immense Regenerationskraft des Olivenbaums führt zu einer fast unglaublichen Langlebigkeit: Olivenbäume können über 1000 Jahre alt werden.

Tatsächlich wird den Bewohnern mediterraner Länder wegen ihres hohen Olivenölkonsums ein besonders langes und gesundes Leben nachgesagt. Der Grund dafür: Olivenöl reduziert das Risiko für Herz-Kreislauf-Erkrankungen, indem es das Verhältnis zwischen dem schlechten Blutfett LDL und dem gutem Blutfett HDL verbessert und das Gesamtcholesterin senkt. Darüber hinaus schützt Olivenöl auch vor dem »inneren Brand«, den unsichtbaren Mikroentzündungen in der Haut, die uns vorschnell alt aussehen lassen.

Die wichtigste Substanz im Olivenöl ist Hydroxytyrosol. Dieses ist 50-mal stärker antioxidativ wirksam als Vitamin C; aus diesem Grund wird es auch zur Stabilisierung der Fischölkapseln verwendet, die nur in ihrer sogenannten cis-Konfiguration wirksam sind. Außerdem enthält Olivenöl antientzündliche Cox-2-Hemmer, die eine selektive Schmerzhemmung – ähnlich dem Ibuprofen oder Voltaren – erreichen.

Bei rauen klimatischen Verhältnissen muss die Olivenpflanze besonders viele schützende Wirkstoffe bilden. So stecken in Oliven, die rund um den sehr nördlich gelegenen Gardasee wachsen, besonders viel Ibuprofen und Polyphenole. Diese Oliven sind somit besonders wirksam gegen Entzündung und chronischen Stress.

Olivenöl kann seine wohltuende Wirkung nur dann entfalten, wenn wir aus unserer Küche eine Olivenölküche machen. In Italien, Griechenland und in Spanien werden rund 20 Liter dieses wertvollen Öls pro Kopf und Jahr verbraucht, bei uns nicht mal die Hälfte.

Für einen optimalen Anti-Aging-Effekt sollten Sie Olivenöl deshalb in Ihre tägliche Ernährung integrieren. Die enthaltenen Antioxidantien und die wertvollen Fettsäuren wirken sich schon in kürzester Zeit wohltuend auf den Zustand Ihrer Haut aus. Die Zellregeneration wird optimiert, die Haut optimal mit Nährstoffen versorgt. Das Resultat: Ein glatter und geschmeidiger Teint.

⏩ Know-how Olive

Seit biblischer Zeit ist der Ölbaum Sinnbild für Wohlstand und Frieden. Ursprünglich wurden Olympiasieger mit Olivenzweigen bekränzt, erst später wurde mit dem Lorbeerkranz geehrt.
Von Palästina und Griechenland aus verbreitete sich der Olivenbaum im gesamten Mittelmeerraum. Bereits vor über 5000 Jahren wurden im östlichen Mittelmeergebiet Olivenbäume kultiviert.
Es gibt zahlreiche Sorten von Oliven: von winzigen, ölhaltigen Früchten, die fast nur aus einem Kern bestehen, bis hin zu großen, dickfleischigen Sorten, die als Speiseoliven auf den Markt kommen. Frisch vom Baum sind Oliven ungenießbar. Bekömmlich werden sie erst durch Wässern und Einlegen in Salzlake.
Oliven verfärben sich während der Reifezeit von grün über bräunlich/violett bis tiefschwarz. Mit der Reife steigt auch der Fettgehalt von 15 auf etwa 45 Prozent an. Für die Gewinnung von 1 Liter Olivenöl braucht man zirka 5 kg Oliven.
Bei Olivenöl gibt es je nach Herkunft und Art der Pressung große Unterschiede in Qualität und Geschmack. Achten Sie beim Einkauf auf die Bezeichnung »nativ«, denn nur naturbelassenes, kalt gepresstes Olivenöl darf nach EU-Norm so bezeichnet werden. Dieses ist in den Qualitätsstufen »extra«, »fein« und »mittelfein« erhältlich. Als ungepresstes Tropföl ist es am teuersten, noch teurer als das schonend gepresste »extra vergine«.
Lagern Sie Olivenöl dunkel und kühl – ideal sind 16 bis 18 Grad. Bei Dunkelheit entfalten die im Olivenöl enthaltenen Chlorophyllteilchen ihre antioxidative Wirkung wie ein Konservierungsmittel. Licht bringt die Chlorophyllteilchen allerdings zum Zerfallen, das Öl wird ranzig.

Olivenöl genießen:

- Sorgen Sie für Abwechslung in der Küche. Gerichte, die mit Butter zubereitet werden, schmecken zwar gut, aber doch immer gleich nach Butter. Olivenöl schafft eine Geschmacksvielfalt. Es kann grasig, zitronig, herb oder scharf schmecken. Entdecken Sie Ihre Lieblingsöle!
- Verwenden Sie verschiedene Öle zum Braten und für die Salatzubereitung. Hierzulande herrscht eine große Unsicherheit, ob man hochwertiges Olivenöl auch zum Braten verwenden kann. Man kann nicht nur, man soll sogar. Die meisten nativen Öle können problemlos bis zu 180 Grad erhitzt werden; das reicht für die Zubereitung der meisten Speisen durchaus aus. Raffiniertes Olivenöl ist hitzestabil und kann beim Frittieren problemlos bis zu 210 Grad erhitzt werden. Wertvolle naturbelassene Olivenöle verwendet man besser für Salate oder kalte Speisen. Oder man verfeinert damit Suppen, Gemüse oder Kartoffelpüree, nachdem man das Gericht vom Herd genommen hat.
- Olivenöl wird idealerweise in getönten Originalflaschen aufbewahrt. Füllen Sie es nicht in Glaskaraffen um, da bei diesem Vorgang zu viel Sauerstoff an das Öl gelangt und es leichter ranzig wird.
- Zum Würzen, Marinieren und für Salatdressing sollte Olivenöl im Idealfall Zimmertemperatur haben. So verbindet es sich am schnellsten mit anderen Zutaten.
- Fisch, Steaks und Lammkoteletts werden besonders zart und schmackhaft, wenn man sie einige Stunden vor dem Braten mit Olivenöl, Knoblauch und Kräutern mariniert.

Soja – das asiatische Geheimnis für ein langes Leben

Dass Liebhaber der Asiaküche die Lizenz für ein langes und gesundes Leben haben, ist unumstritten. Asiatische Frauen leiden kaum unter Wechseljahresbeschwerden, von denen fast jede europäische Frau betroffen ist. Sie haben während der hormonellen Umstellung weniger Beschwerden, da sie ihrem Körper über das Soja im Speiseplan täglich genügend Isoflavone, also östrogenhaltige Substanzen, zuführen. So bleiben bei regelmäßigem Sojakonsum nicht nur die Knochen stabiler und die Gefäße frei von Ablagerungen, auch die Haut bleibt jünger und straffer.

Dr. Denham Harma, Pionier der Antioxidantienforschung, bezeichnete Sojabohnen als Anti-Aging-Pillen, denn Sojabohnen sind reich an Antioxidantien, antiinflammatorischen Substanzen und Phytoöstrogenen.

Besonders bemerkenswert unter den in Soja enthaltenen Antioxidantien ist der Wirkstoff Genistein, der nicht nur ein hochpotenter Radikalenfänger ist, sondern auch das Wachstum der Krebszellen hemmen kann. Genistein kann dadurch einen guten Schutz vor Prostata-, Brust-, Darm-, Lungen- und Hautkrebs sowie Leukämie bieten. Außerdem senkt Genistein die Blutfettwerte. Für die Haut hat die stark antioxidative und antiinflammatorische Wirkung die Funktion eines Jungbrunnens.

Die in Soja enthaltenen Phytoöstrogene sind eine weitere hochpotente Anti-Aging-Waffe, denn Hormone sind ein wichtiger Schlüssel zur ewigen Jugend. Ihren enormen Einfluss auf die Schönheit spüren viele Frauen bereits im

Laufe ihres Monatszyklus, während einer Schwangerschaft oder im negativen Sinne – nämlich dann, wenn der Hormonspiegel sinkt – in den Wechseljahren. Dann wird die Haut immer dünner, knittriger und trockener und verliert drastisch an Elastizität. Vor allem das weibliche Sexualhormon Östrogen ist nämlich ein wahrer Jungbrunnen für die Haut. Es hat die Fähigkeit, Feuchtigkeit zu speichern, aktiviert die Bildung von Kollagen und verbessert die Durchblutung.

Hormone erfüllen wichtige Funktionen im menschlichen Körper, leiten neue Aktivitäten ein und koordinieren – sie passen wie der richtige Schlüssel ins Schlüsselloch. Manchmal kann eine Tür allerdings auch mit einem Dietrich, sprich den pflanzlichen Ersatzstoffen, geöffnet werden, denn auch bei Pflanzen regeln so genannte Phytohormone (z. B. Auxine, Gibberelline und Cytokinine) Stoffwechsel, Wachstum, Reifung, Alterung und Entwicklung. Darüber hinaus gibt es auch Verbindungen, die bei den Pflanzen selbst keine Hormonwirkung haben, beim Menschen aber diesen Effekt hervorrufen.

Eindeutiger Toplieferant für diese Phytoöstrogene ist Soja. Die pflanzlichen Östrogene, die man in Soja gefunden hat, ähneln in ihrer chemischen Struktur menschlichen Östrogenen. Regelmäßig konsumiert können sie die Alterserscheinungen der Haut, die durch den ab dem 35. Lebensjahr stetig sinkenden Spiegel des weiblichen Hormons Östrogen verursacht werden, verzögern.

Die wohltuende Wirkung von Soja nutzen auch viele Hollywoodstars für sich. So outet sich die Schauspielerin Alicia Silverstone als bekennender Sojafan und verkün-

⏩ Know-how Soja

Die Sojabohne stammt ursprünglich aus Südostasien und wird in China bereits seit über 5000 Jahren kultiviert. Der heilkundige Kaiser Sheng Nong zählte sie einst zu den »heiligen Getreidepflanzen«. Die Hülsenfrucht gehört zur Familie der Schmetterlingsblütler und kann sich fast jedem Klima anpassen. Inzwischen gibt es weltweit mehr als 3000 Sojabohnensorten.

Die Sojabohne ist eine Ölpflanze. Beachtlich ist ihr hoher Gehalt an Eiweiß (39%) und Öl (17%), wobei Letzteres eher ungewöhnlich für eine Bohne ist.

In der Asiaküche verwendet man die frischen grünen Sojabohnen, verschiedene Eiweißprodukte, wie den aus Sojamilch gewonnenen Tofu, Tempeh oder die beliebte Sojasauce. Was man gemeinhin als Sojasprossen kennt, sind in Wirklichkeit allerdings Keime von Mungobohnen.

Um von der Anti-Aging-Wirkung von Soja zu profitieren, müssen wir täglich eine Tasse Sojamilch oder eine handtellergroße Portion eines Sojaproduktes wie z. B. Tofu zu uns nehmen.

Texanische Studien haben gezeigt, dass der Wirkstoff Genistein 24 bis 26 Stunden im menschlichen Organismus verbleibt. Für einen regelmäßigen Zellschutz ist der tägliche Konsum von Sojaprodukten daher unerlässlich.

Die Einführung gentechnisch veränderter Sojaprodukte hat zu einer kontroversen Diskussion über mögliche weit reichende Konsequenzen geführt. Vor allem in den USA und in Südamerika wird Gentechnik im Sojaanbau bereits im großen Maße eingesetzt. Wer auf Nummer sicher gehen will, bevorzugt Sojaprodukte aus biologischem Anbau (z. B. mit dem Demeter-Gütesiegel).

det: »Sojamilch bringt meine Haare und meine Haut zum Leuchten.«

Ältere Stars nützen die Kraft der Sojabohne ganz gezielt als Anti-Aging-Strategie. So hat die blendend aussehende Popikone Madonna die Milchprodukte auf ihrem Speiseplan komplett durch Sojaprodukte ersetzt. Sogar ihr Lieblingsschokoladeneis wird auf Sojamilchbasis hergestellt. Und auch starke Männer bevorzugen die pflanzliche Alternative: Arnold Schwarzeneggers Credo lautet: »Milch ist für Babys.«

Tee – die Quelle der ewigen Jugend

Sie suchen ein Anti-Aging-Getränk, das kalorienarm, wohlschmeckend, günstig und überall erhältlich ist? Brühen Sie sich eine Tasse Tee auf. Er deckt nicht nur Ihren Flüssigkeitsbedarf auf äußerst gesunde Weise, sondern schützt dank des hohen Gehalts an Antioxidantien auch wirkungsvoll vor Zellschäden. So bewahren Sie nicht nur lange Ihr jugendliches Aussehen, sondern sind auch optimal vor vielen chronischen Krankheiten wie zum Beispiel Herzinfarkt oder Krebs geschützt.

Das wirkungsvollste im Tee enthaltene Flavonoid gehört zur Gruppe der Katechine und trägt den Namen Epigallokatechin Gallat (EGCG). Es ist als Radikalenfänger 20-mal leistungsstärker als Vitamin C. Tee scheint zudem eine probiotische Wirkung zu haben, die sich positiv auf den gesamten Magen-Darm-Trakt auswirkt. Eine Studie zeigte auf, dass der Fluoridgehalt im Tee vor Karies schützt.

Besonders wohltuend ist regelmäßiger Teegenuss aber für das äußere Erscheinungsbild der Haut. So fand man heraus, dass die in Grüntee enthaltenen Polyphenole vor sonnenbedingten Hautschäden schützen. Die antioxidativen Eigenschaften der Tee-Polyphenole vermindern die Schäden, welche die UV-Strahlen an Hautzellen und DNS verursachen. Das beugt der Entstehung von Hautkrebs vor. Der Genuss von grünem Tee unterstützt also übliche Sonnenschutzmaßnahmen wie Eincremen mit Sonnenmilch, Aufenthalt im Schatten oder sonnendichte Kleidung. Durch regelmäßigen Grünteegenuss wird die Haut sonnenunempfindlicher und widerstandsfähiger und bleibt dadurch länger jung. Aber natürlich kann zu viel Sonne alles wieder zunichtemachen.

Aktuelle Untersuchungen belegen auch die große Bedeutung der im Tee enthaltenen Vitamine und Mineralien als Antifaltenschutz. Wichtig dafür sind das im Tee enthaltene Vitamin C sowie die Spurenelemente Zink, Kalzium, Phosphor, Magnesium und Eisen. Teetrinken sorgt also auf kostengünstige, dauerhafte und einfach verfügbare Weise für eine glatte Haut. Russinnen haben in der Regel eine schöne Haut, weil sie neben Soja- und Fischkonsum viel Tee trinken.

Leuchtendes Beispiel für die optische Auswirkung des Teetrinkens ist der 1942 geborene japanische Premierminister Junichiro Koizumi, der auch nach seiner Regierungszeit (2001–2006) aufgrund seines blendenden, jugendlichen Aussehens in Japan geradezu den Status eines Pop-Stars innehat. Als Antithese zum grauhaarigen, faltigen Politiker fesselt er vor allem seine weiblichen Fans. Ein Bildband, voll mit Fotos von Junichiro Koizumi, fand in Japan reißenden Absatz – für einen Politiker höchst ungewöhnlich.

➤ Know-how Tee

Das Ursprungsland des Tees ist China. Bereits vor 5000 Jahren wurden Teeblätter zu medizinischen Zwecken genutzt. Die Legende berichtet auch von Kaiser Shen Nong (2732 v. Chr.), der aus hygienischen Gründen nur abgekochtes Wasser trank und dem eines Tages ein Blatt eines Teestrauches in sein noch heißes Wasser wehte und dieses golden färbte. Der Kaiser war begeistert von dem erfrischenden Geschmack und genoss das neu entdeckte Getränk namens Tschai (Tee) von nun an jeden Tag.

Es dauerte noch einige tausend Jahre, bis der Tee über Japan durch holländische Seefahrer seinen Weg auch nach Europa fand. Weltweit ist Tee nach Wasser das am meisten getrunkene Getränk. Es gibt 3000 verschiedene Teesorten und unterschiedlichste kulturelle Riten, den Teegenuss zu zelebrieren. Der Genuss stand dabei immer im Mittelpunkt, doch ist Tee auch ein äußerst gesunder Trank.

Alle echten Teesorten werden aus dem immergrünen Teestrauch Camellia Sinensis gewonnen. Der Unterschied der einzelnen Teearten ergibt sich erst bei der Weiterverarbeitung. Schwarzer Tee wird im Gegensatz zum grünen fermentiert. Dieser Prozess verleiht den Blättern eine dunkle Farbe und dem Tee einen intensiveren Geschmack. Oolong-Tee ist teilweise fermentiert.

Alle drei Teearten sind sehr gesund. Grüner Tee wurde allerdings im Hinblick auf seine medizinische Wirkung am ausführlichsten erforscht.

Tee genießen:

- Drücken Sie den Teebeutel vor dem Entfernen besonders gut aus, im dabei entstehenden Sud gibt es viele Flavonoide.
- Sie können die wohltuende Wirkung des Tees erhöhen, indem Sie ihn mit frischem Zitronensaft genießen.
- Lassen Sie den Tee immer mindestens drei Minuten ziehen.
- Verzichten Sie auf zuckerhaltigen Instant-Eistee, sondern bereiten Sie diesen mit frischem Tee und Zitrusfrüchten selbst zu. Nehmen Sie die doppelte Menge Tee, da das Getränk später mit Eiswürfeln verdünnt wird.
- Bei der Zubereitung von Grüntee sollte das Wasser maximal 80 Grad heiß sein, sonst wird der Tee bitter.

Tomaten – der Jungbrunnen für die Haut

Kaum jemand weiß, dass der vertraue Paradeiser eine wahre Anti-Aging-Bombe ist. Sie enthält hunderte wohltuende Inhaltsstoffe, Spurenelemente und Vitamine. Darunter die Vitamine C, B_1, B_2, B_6 und E, Folsäure sowie viel Carotin. Der in der Tomate enthaltene Wirkstoff Tyrosin sorgt darüber hinaus für gute Laune.

Das Besondere aber ist, dass Tomaten neben Melonen die einzig relevante Quelle für Lycopin sind. Lycopin, das gemeinsam mit anderen Carotinoiden für das satte Tomatenrot sorgt, ist ein mächtiger Radikalenfänger. Es schützt einerseits vor Krebszellen, die durch den Angriff der freien Radikale entstehen, und wirkt andererseits als natürliches

Chemotherapeutikum, weil es das Wachstum bereits vorhandener Krebszellen hemmt.

Geradezu spektakulär ist die Wirkung von Lycopin auf die Haut. Zusätzlich zu den bereits genannten Wirkungen verlangsamt die in den Tomaten enthaltene Kombination aus Lycopin und Vitamin C die Hautalterung. Freie Radikale werden neutralisiert, die Zellen wirksam geschützt.

Mit Hilfe von Laser-Technologie konnten die Forscher nachweisen, dass ein reichlicher Verzehr von Lycopin-haltigen Lebensmitteln die Haut wesentlich jünger und glatter aussehen lässt. So wird bei der Nutricosmetics-Linie »Innéov« das Lycopin durch ein spezielles Verfahren bioverfügbar, also dem Körper nutzbar gemacht. Es überwindet problemlos die Darmbarriere und gelangt über den Blutkreislauf zielgenau ins Zellgewebe.

Sophia Loren, bekennender Fan von *pasta pomodoro*, sagte einmal über sich selbst: »Alles, was Sie hier sehen, verdanke ich den Spaghetti.« Und während ihre knackigen Rundungen wohl tatsächlich Rückschlüsse auf den Genuss von *al dente* gekochten Nudeln zulassen, so stammt das schöne Hautbild, das sich die Loren bis ins hohe Alter bewahrt hat, doch eindeutig von der begleitende Tomatensoße. Mit 71 Jahren posierte die Loren nur mit Diamantohrringen bekleidet als Pin-up-Girl für den Pirelli-Kalender und stellte damit andere Stars, die ihre Enkeltöchter sein könnten, in den Schatten.

⏩ Know-how Tomate

Geschichtlich bekannt sind die Tomaten seit den Azteken. Allerdings erst im 16. Jahrhundert fanden sie ihren Weg zu uns. Christoph Kolumbus brachte nämlich nicht nur die Syphillis, sondern auch die Tomate nach Europa. Die Tatsache, dass er beides im Gepäck hatte, war dem Ruf der Tomate gar nicht dienlich. Sie wurde erst einmal als giftig angesehen und zunächst nur als Zierpflanze in königlichen Gärten kultiviert. Die damaligen Ärzte hielten die Tomate lange Zeit für ungenießbar, denn sie hatten nur die unreifen grünen Früchte untersucht, die Solanin enthalten – ein Wirkstoff, der Kopfschmerzen und Übelkeit hervorruft, der jedoch beim Reifen vollständig verschwindet.
Derzeit erleben alte Tomatensorten eine Renaissance. Weltweit sind über 10.000 (!) Tomatensorten bekannt – von den Wildtomaten, deren Früchte nicht größer als Johannisbeeren sind, bis zu kiloschweren Fleischtomaten.
Die Azteken glaubten an die potenzsteigernde Wirkung der roten runden Früchte und nannten sie deshalb »Tomatl« – Schwellung. Die Franzosen tauften sie daraufhin »Liebesapfel«, in Österreich wurde daraus der »Paradiesapfel« oder »Paradeiser«.
In den 20er-Jahren kam die Redensart von der »treulosen Tomate«. Gemeint waren damit die Italiener, die im Ersten Weltkrieg die Seiten wechselten. Da die Tomaten in Italien schon damals ein Hauptnahrungsmittel waren, mussten sie für diese Metapher herhalten. Nach dem Zweiten Weltkrieg hielt die Tomate dann auch bei uns Einzug in den Speiseplan. Ob als Tomatensalat, Tomatensuppe und -soße, Gemüsegericht oder als Pizzabelag – Tomaten sind aus der modernen Ernährung nicht mehr wegzudenken.

⏩ Tomaten genießen:

- Die höchste Wirkstoffkonzentration haben Tomaten aus dem eigenen Garten, denn Tomaten speichern Sonnenenergie. Je mehr Licht sie bekommen und je reifer sie geerntet werden, desto aromatischer sind sie und desto mehr Nährstoffe enthalten sie. Im Supermarkt erhältliche Tomaten werden jedoch zumeist halb reif geerntet und reifen erst auf dem Transportweg nach, was sich sowohl auf den Geschmack als auch auf den Nährstoffgehalt auswirkt.
- Tomaten schmecken frisch am besten und sollten nicht im Kühlschrank gelagert werden, da sie kälteempfindlich sind und schnell ihr Aroma verlieren.
- Das Gute an dem Wirkstoff Lycopin ist, dass dieser auch beim Kochen und Weiterverarbeiten erhalten bleibt – ein weiterer Vorteil der neuen Vitamine. Dadurch sind auch Dosentomaten und fertige Pasta-Soßen reich an diesem Anti-Aging-Wirkstoff. Besonders konzentriert ist Lycopin in Ketchup. Fertigketchup ist allerdings meist stark gezuckert. Alternative: selber machen.
- Noch bedeutend effektiver als herkömmliches Tomatenextrakt sind Nahrungsmittelergänzungskapseln mit Lacto Lycopin™, erhältlich allerdings nur in Apotheken.

Walnüsse – ein Feuerwerk an positiven Wirkstoffen

Walnüsse, aber selbstverständlich auch andere Nüsse wie Macadamia, Haselnüsse usw., sind für uns wahre biologische Bomben an positiven Wirkstoffen, denn in ihnen steckt das ganze Potenzial der Pflanze. So wie aus einem Ei ein gackerndes Huhn entstehen kann, so enthält die Nuss alle Anlagen, um einen ganzen Baum hervorzubringen. Die Nuss kann man somit durchaus als das Ei des Vegetariers bezeichnen.

Die positiven Effekte von Walnüssen, auf die Haut sind wissenschaftlich bewiesen. Walnüsse haben einen besonders hohen Melatoningehalt. Melatonin ist ein Schlafhormon, das in der Nacht auch die Haut besonders regenerieren lässt. Deshalb ist es unbedingt empfehlenswert, drei Nüsse als Betthupferl zu sich zu nehmen, was in der chinesichen Medizin schon lange bekannt ist.

Walnüsse sind nicht nur sehr wohlschmeckend, sondern mit über 61 Prozent Fett auch kleine Energiebomben. Dadurch sind sie eine außergewöhnliche Ressource für Omega-3-Fettsäuren. In der Framingham-Studie zeigte sich auch, dass bei einem allabendlichen Konsum von drei Nüssen 50 Prozent weniger Herzinfarkte auftreten. Wer ein Medikament mit dieser Wirkung erfinden würde, würde sicherlich den Nobelpreis bekommen.

Und was für das Herz gut ist, ist auch eine Wohltat für die Haut. Denn nur wenn ihre Gefäße fit und elastisch sind, kann sich auch unsere Haut von ihrer besten Seite zeigen.

Eine Hand voll Walnüsse (zirka 50 g) decken den Tagesbedarf eines Erwachsenen an sogenannten Omega-3-Fettsäuren. Das sind jene uns bereits wohlbekannten lebensnotwendigen Fettsäuren, die der Körper nicht selbst produzieren kann und die er daher mit der Nahrung aufnehmen muss, damit unsere inneren unsichtbaren Entzündungen in Schach gehalten werden.

Know-how Walnuss

Botanisch gesehen ist die Walnuss keine Nuss, sondern eine Steinfrucht. Sie stammt ursprünglich aus Persien und gehört zu den ältesten bekannten Kulturpflanzen.
Der größte Walnussexporteur der Welt ist Kalifornien mit einer Jahresproduktion von ganzen 295.000 Tonnen Walnüssen! Das sind knapp zwei Drittel der weltweiten Gesamternte.
Walnüsse wachsen in einer grünen, dickfleischigen Hülle, die erst beim Reifen aufspringt und die nach der Ernte sofort entfernt wird. Die darunter liegende hellbraune Schale kann an der Luft oxidieren und dunkel werden. Viele Erzeuger bleichen sie deshalb.
Ab September werden die Walnüsse geerntet und getrocknet, denn ein reduzierter Feuchtigkeitsgehalt verlängert die Haltbarkeit. So behandelte Walnüsse sind in dunklen, kühlen und trokkenen Räumen zwölf Monate haltbar. Selbst geerntete Walnüsse ohne professionelle Trocknung lassen sich nur etwa drei Monate lang aufbewahren. Ranzige Nüsse erkennt man an ihrem graugelben Kern.

Bemerkenswert: Außer Seefisch enthält kein anderes Lebensmittel so viele Omega-3-Fettsäuren wie die Walnuss. Dennoch werden die Nüsse aus falsch verstandenem Kalorienbewusstsein oft verschmäht. Doch diese Angst ist unbegründet, denn Walnüsse sättigen gut und man bekommt deshalb erst viel später wieder Hunger. Außerdem überwiegen die gesundheitlichen Vorteile gewaltig, denn über den Zellschutz hinaus bieten uns Walnüsse wichtige Vitamine und Mineralstoffe, die zum allgemeinen Wohlbefinden beitragen und nicht nur die Hautgesundheit unterstützen. Walnüsse sind nicht nur reich an Mineralstoffen (Kalzium, Zink, Eisen), sie enthalten auch die Vitamine B_1, B_2 und B_6, die wichtige Gehirnfunktionen unterstützen, und beugen so Konzentrationsschwächen vor. Kleine Laune der Natur: Die schlau machende Walnuss sieht selbst aus wie ein menschliches Gehirn.

Walnüsse genießen:

- Knabbern Sie vor dem Fernseher statt Chips Walnüsse, am besten in Kombination mit dunklen Beeren.
- Streuen Sie sich morgens Walnüsse ins Müsli.
- Walnussbrot ist geschmacklich ein Gedicht.
- Die italienische Variante: eine pikante Walnusssoße zu al dente gekochter Pasta; bevorzugen Sie Vollwert- oder Sojaspaghetti.
- Walnüsse peppen auch jeden Salat auf.

Wein – Schutzschild vor Herz-Kreislauf-Erkrankungen

Im Wein liegt nicht nur die Wahrheit, sondern auch die Gesundheit. Wer insbesondere Rotwein in Maßen genießt, vermindert das Risiko einer Herz-Kreislauf-Erkrankung drastisch. Die Weltgesundheitsorganisation WHO empfiehlt daher täglich ein bis zwei Achtel Wein für Frauen und zwei bis drei Achtel Wein für Männer.

Ganz im Gegensatz dazu plant die EU jetzt, auf jeder Weinflasche vor den gesundheitlichen Gefahren zu warnen. Eine sinnlose Verteufelungskampagne, denn wie schon Paracelsus sagte: »Die Dosis macht das Gift.« Das gilt für alle wirksamen biologischen Mittel.

Das Anti-Aging-Geheimnis des Weins ist simpel: Trauben enthalten rund zwanzig verschiedene Antioxidantien, die freie Radikale neutralisieren und antiinflammatorische Substanzen enthalten; diese befinden sich in der Schale und in den Kernen. Je dunkler die Traube, desto höher der Anteil dieser wohltuenden Flavonoide. Das wichtigste Flavonoid heißt Resveratrol. Aufgabe dieses Radikalenfängers ist es, die Weintraube vor Pilzbefall und hoher Sonneneinstrahlung zu schützen.

Wie für viele Obst- und Gemüsesorten, so gilt auch für den Wein oder die Olive: Je größer oder ausgeprägter der klimatische Stress ist, dem die Pflanze ausgesetzt ist, desto mehr Abwehrstoffe gegen die Umwelt, gegen Viren, Pilze usw., d. h. also desto mehr Anti-Aging-Substanzen muss sie produzieren.

Die Weinsorten mit den meisten Anti-Aging-Substanzen (Resveratrol, Acutissimin, Quercitin u. a.) stammen aus extremen Klimaverhältnissen. So ist es beispielsweise in Bordeaux im Sommer tagsüber sehr heiß, in der Nacht aber sehr kalt. Der starke Taubefall, der durch die kalte Meeresströmung vom Atlantik (Golf von Biscaya) bedingt wird, würde Pilzbefall begünstigen. Dagegen wehren sich die Bordeauxtrauben mit verstärkter Antioxidantienbildung. Noch extremer sind die klimatischen Voraussetzungen in Chile, weil dort neben dem heißen Land mit starker Son-

›› Know-how Wein

Schon vor über 600.000 Jahren sammelten unsere Vorfahren Trauben; das beweisen frühzeitliche Funde von Traubenkernen. Die gehäuften Ansammlungen von Traubenkernen im Nahen Osten (Türkei, Syrien, Jordanien und Libanon), die auf etwa 8000 v. Chr. datiert werden können, interpretieren Archäologen als Beginn der Weinerzeugung. Damals konsumierte man noch wilden Wein. Man nimmt weiters an, dass die erste Rebe etwa 5000 v. Chr. in Georgien kultiviert wurde.
Der babylonische König Hammurabi erließ das älteste Wein-Gesetz der Welt. Er führte ca. 1700 v. Chr. fixe Preise für Wein ein, legte Höchstertragsmengen fest und regelte den Verkauf für Weinläden und Weinverkäufer. Der von ihm erlassene Codex besagte: »Der Wein gehört zu den kostbarsten Gaben der Erde. So verlangt er Liebe und Respekt, wir haben ihm Achtung zu erweisen.«
Wein spielt in fast allen Kulturen eine große Rolle. Oft wurde er als Getränk der Götter angesehen und diesen geopfert. Besonders die alten Römer waren große Weinliebhaber. Sie pflegten den kommerziellen Weinbau und unterschieden bereits verschiedene Rebsorten. Wer die berühmten Ruinen von Pompeji besucht, findet dort die Überreste von rund 200 Weinschenken. Sogar in der Bibel wird Wein rund 500-mal erwähnt. Dabei gilt Noah als der erste Winzer.
Weltweit gibt es heute zirka 16.000 verschiedene Rebsorten. Die Rebsorte, der Ertrag des Weinstocks, aber auch das Klima und die Lage des Weinbergs tragen zum Geschmack eines Weines bei. Aus der Kulturgeschichte der Menschen ist Wein heute schlichtweg nicht mehr wegzudenken.

nenbestrahlung der bekannt eiskalte Humboldt-Strom vorbeifließt. Auch in Österreich gibt es aufgrund der Temperaturunterschiede, besonders der nächtlichen Kälte, beste Voraussetzungen für guten Wein.

Tests an der University of Wisconsin haben gezeigt, dass fünf Gläser Orangensaft oder ein Glas Rotwein eine gleich hohe antioxidative Wirkung haben. Resveratrol schützt aber nicht nur die Gefäße vor beschleunigten Alterungsprozessen, es beeinflusst durch seine Radikalenfängerwirkung auch ganz maßgeblich das jugendliche Aussehen der Haut.

Zusätzlich täuscht Resveratrol dem Körper eine Kalorienrestriktion vor und versetzt die Zellen in eine Art moderaten Winterschlaf (»*gene silenting*«). Resveratrol ist so der Star unter den Anti-Aging-Substanzen, weil es nicht nur gesundheitsfördernd wirkt, sondern auch tatsächlich lebensverlängernd ist. Dies konnte kürzlich eindrucksvoll in einer Studie in Wisconsin an Rhesusaffen nachgewiesen werden.

» Rotwein genießen:

- Gute Rotwein-Jahrgänge sind hoch Resveratrol-haltig.
- Bevorzugen Sie Barriqueweine. Französische Forscher haben entdeckt, dass bei der Lagerung im Eichenfass zusätzliche Polyphenole entstehen, die vor Krebs schützen.
- Wer keinen Alkohol mag, kann seinen Resveratrolbedarf teilweise auch mit rotem Traubensaft, dunklen Rosinen und Erdnüssen decken. Zusätzlich gibt es in der Apotheke auch Nahrungsergänzungskapseln mit Resveratrol.

Folge: Der Alterungsprozess wird verzögert. Lebender Beweis dafür: eine Französin namens Jeanne Calment. Sie gilt als die älteste Frau der Welt, trank jeden Tag ein Glas Rotwein und wurde bei bester Gesundheit und mit einem strahlenden Aussehen 122 Jahre alt.

Wildlachs – ein Reservoir an Omega-3-Fettsäuren

Fisch – und hier der Wildlachs als Aushängeschild – ist das einzige Lebensmittel, für das die Devise gilt: je fetter, desto besser. Grund dafür: die im Fisch enthaltenen Omega-3-Fettsäuren. Diese sorgen dafür, dass der Körper genügend stabile Zellmembranen aufbaut. Gesunde Zellen schützen nämlich nicht nur vor allen gängigen Zivilisationskrankheiten, sie sind auch die Grundlage eines jugendlichen Aussehens.

Tatsächlich sind wir mit Omega-3-Fettsäuren aber schlicht und einfach völlig unterversorgt. Kaum jemand nimmt mehrmals pro Woche fetten Fisch wie Lachs, Sardine, Tunfisch oder Makrele zu sich. Man geht davon aus, dass 90 Prozent der westlichen Bevölkerung hier starke Defizite haben. Ein Mangel an Omega-3-Fettsäuren führt aber rasch zu vagen Symptomen wie trockene Haut, brüchige Haare und Fingernägel, Müdigkeit und Verstopfung sowie Konzentrationsschwäche, Beschwerden, die oft als stressbedingt abgetan und deswegen kaum beachtet werden. Fast niemand wertet sie als Nährstoffmangel, der zu ernsten chronischen Krankheiten führen kann.

Der Arbeitskreis Ernährungs- und Vitamin-Information (Evi) verlautete unlängst sogar, die Geschichte der menschlichen Evolution müsse neu geschrieben werden. Angeblich hätte der Homo sapiens nur deswegen ein so großes Gehirn, weil er seinen Speiseplan dereinst auf reichlich Omega-3 umgestellt habe. Tatsächlich war unsere Ernährung bis zum Beginn des 20. Jahrhunderts wesentlich reicher an essenziellen Fettsäuren. Diese sind nicht nur in Seefisch enthalten, sondern auch in grünem Blattgemüse und in Tieren, die sich von Gras ernähren. Vor 70 Jahren gab es weder gehärtete Pflanzenfette noch ausschließlich mit Getreide gefüttertes Vieh.

Weil auch die natürlichen Fischölressourcen immer knapper werden, machen sich amerikanische Wissenschaftler bereits daran, Fleisch von Schweinen mit Omega-3-Fetten anzureichern. Die Zeitschrift »Nature Biotechnology« berichtete, dass es Forschern unlängst gelungen sei, ein sogenanntes Fat-1-Gen ins Schweine-Erbgut zu schmuggeln, mit der Folge, dass die Tiere fortan Omega-6- in Omega-3-Fettsäuren umwandeln konnten. Gegner der Genforschung erfüllen solche Studien aber mit Schaudern.

Eine andere Erfindung hat bereits Marktreife: Das Vital-Ei, das 8-mal mehr Omega-3-Fettsäuren und 5-mal mehr Vitamin E enthält als ein übliches Ei. Es hat eine große antientzündliche und antioxidative Wirkung.

Nützen Sie Ihrer Haut zuliebe die natürlichen Omega-3-Fettsäureressourcen und bauen Sie diese regelmäßig in Ihren Speiseplan ein. So sorgen Sie für ein strahlendes, geschmeidiges Hautbild. Der Lipid-Gehalt der Haut bleibt in Balance, Falten und Fältchen werden vermieden.

Kanadische Forscher fanden heraus, dass eine Ernährung, die reich an Omega-3-Fettsäuren ist, das Aussehen der Haut in nur drei Tagen sichtbar verbessert. Dafür ernährten sich 70 Frauen mittleren Alters eine Zeit lang hauptsächlich von Lachs, schwarzen Oliven, Truthahn, Macadamianüssen und Olivenöl in Kombination mit antioxidativen Früchten. Nach nur drei Tagen hatten sich Tränensäcke um 39 Prozent, die Hautschlaffheit um 29 Prozent verringert und auch feine Linien und Fältchen waren weniger sichtbar. Die Forschung bewies damit, dass es gar nicht notwendig ist, Unmengen von Fisch zu sich zu nehmen, um von dessen positiven Effekten für die Haut zu profitieren.

Know-how Wildlachs

Wildlachs ist einer der besten und schmackhaftesten Lieferanten für Omega-3-Fettsäuren. Wildlachs gilt als Qualitätsprodukt, während Zuchtlachs oftmals als »Mastschwein des Meeres« abgewertet wird. Echter Wildlachs hat ein festeres Fleisch als seine gezüchteten Artgenossen, denn er schwimmt mehr und hat dadurch ausgeprägtere Muskeln. Zuchtlachse haben deformierte Flossen, weil sie in den Fjorden permanent aneinander vorbei schwimmen und dabei ihre Flossen durch Pilzbefall oft kaputt gehen. Die Farbe des Fleisches gibt übrigens keinen Hinweis auf die Herkunft, denn das Fleisch kann mit Hilfe von Futterzusätzen beliebig eingefärbt werden.
Wer Massentierhaltung generell ablehnt, greift deshalb lieber zum Wildlachs oder erkundigt sich nach Zuchtanstalten, die nach biodynamischen Kriterien wirtschaften.

Wildlachs genießen:

- Versuchen Sie zwei- bis dreimal pro Woche Fisch auf Ihren Speiseplan zu setzen. Besonders gesund und wohlschmekkend ist Wildlachs, aber auch Tunfisch, Sardinen, Heringe, Forellen, Seebarsch, Austern und Muscheln sind gute Alternativen.
- Vegetarier aufgepasst: Man findet Omega-3-Fettsäuren auch in anderen Öllieferanten wie Walnüssen, Leinsamen, Weizenkeimen, Raps und Soja. In Lebensmitteln aus biologischem Anbau soll der Omega-3-Anteil besonders hoch sein.
- Fischölkapseln können eine gesunde Ernährung nicht ersetzen, sehr wohl aber optimal ergänzen.

7

8. Nahrungsergänzungsmittel aus der Apotheke

»Eine Pille, die schön macht« erscheint vielen Menschen noch als reine Wunschvorstellung. Dabei ist die Wissenschaft hier schon viel weiter, als man denkt, denn Nutricosmetics, das sind Nahrungsmittelergänzungskapseln, die genau jene Wirkstoffe enthalten, die wir brauchen, um ein kosmetisches Ziel zu erreichen, gibt es bereits. Vorreiter sind hier die Franzosen, für die Schönheit und Attraktivität einen besonders hohen Stellenwert haben. Sie konsumieren schon seit fünf, sechs Jahren regelmäßig Nutricosmetics aus der Apotheke.

Nutricosmetics enthalten z. B. Vitamine, die als Radikalenfänger dienen, und sekundäre Pflanzenstoffe, die sogenannten neuen Vitamine und Omega-3-Fettsäuren, die für eine Zunahme der Hautdichte sorgen.

Die Betonung liegt auf Nahrungsmittel*ergänzung*, denn eine ausgewogene Ernährung sollte immer die Basis jedes Anti-Aging-Konzepts sein. Allerdings ist es uns gar nicht möglich, immer alle notwendigen Wirkstoffe in der erwünschten Menge und Form zu uns zu nehmen, und da bieten die cleveren Kapseln die perfekte Nährstoffoptimierung. Sie enthalten nicht nur die richtigen Wirkstoffe, sondern bieten diese auch in einer Form an, die eine besonders rasche Aufnahme in den Körper garantiert.

Gute Nutricosmetics beinhalten stets Substanzen aus der Natur, die sowohl den inflammatorischen als auch den oxidativen Stress bekämpfen. Das sind vor allem die empfohlenen Wirkstoffe Lykopin, Hytroxithyrosol, Isoflavone, Resveratrol und Omega-3-Fettsäuren.

Lycopin wird, zwecks besserer Aufnahme im Verdauungstrakt, an ein Molkeprotein gebunden. Über die Darmschleimhaut geraten die Wirkstoffe in den Blutkreislauf und in weiterer Folge in die Haut. Im Hautgewebe entfalten sie schließlich ihre Wirkung. Die Aktivstoffe verbessern die Festigkeit und Dichte der kollagenen und elastinen Fasern.

Das Geniale an Nutricosmetics: Sie pflegen nicht nur den Teint, sondern verbessern das ganze Hautbild von der Kopfhaut bis zu den Fußsohlen.

Der Aufwand, den Sie dafür betreiben müssen, ist minimal, denn um eine Wirkstoffkapsel zu sich zu nehmen, brauchen Sie nicht mehr zu investieren als ein paar Sekunden Ihrer Zeit. Ein paar Sekunden, die nicht nur Ihr Aussehen, sondern auch Ihr Wohlbefinden erheblich verbessern können.

Hier die wichtigsten Anti-Aging-Wirkstoffe auf einen Blick.

Fettsäuren und sekundäre Pflanzenwirkstoffe

Omega-3-Fettsäure

Omega-3-Fettsäure ist die wirksamste Waffe gegen zellschädigende Mikroentzündungen im Körper, die auch die Haut vorzeitig altern lassen. Leider befindet sich die gesamte westliche Welt auch ernährungstechnisch in einer Ölkrise. Da es in der Praxis schwierig ist, den Bedarf an Fischöl ausschließlich durch die Ernährung zu decken, ist

die Einnahme von Omega-3-Fettsäure als Nahrungsergänzung dringend anzuraten.
Omega-3-Fettsäure findet sich unter anderem in:
- fettem Fisch (Wildlachs, Makrele, Sardine)
- Leinsamen, Leinöl
- Hanf, Hanföl
- Nüssen
- grünem Blattgemüse

Empfohlene Tagesdosis: 2,5 g

Lycopin

Lycopin sorgt nicht nur für die leuchtende Farbe von Tomaten & Co., sondern ist auch ein hochpotentes Antioxidativum. Im Kombination mit Vitamin C besonders wirkungsvoll gegen die Hautalterung. Da fast niemand auf die empfohlenen zehn Tomatenmahlzeiten pro Woche kommt, empfehlen sich Nahrungsergänzungkapseln mit bioverfügbarem Lycopin, das besonders leicht vom Körper resorbiert wird. Am besten in Kombination mit anderen Carotinoiden, Vitaminen und dem Spurenelement Selen.
Lycopin findet sich unter anderem in:
- Tomaten
- Melonen
- Marillen
- Papaya und Guave

Empfohlene Tagesdosis: bis zu 6 mg

Isoflavon

Isoflavon aus Rotklee oder Soja mindert in Kapselform nicht nur Wechseljahresbeschwerden, es verjüngt auch die

Haut. Oral eingenommen dringen Isoflavone in die für normale Kosmetika unerreichbaren tiefen Hautschichten ein und kurbeln hier die Zellproduktion an.
Isoflavon findet sich unter anderem in:

- Rotklee
- Soja
- Hopfen, Malz

Empfohlene Tagesdosis: 80 bis 120 mg

Vitamine

Eine einseitige Ernährung hinterlässt auf Dauer Spuren auf der Haut. Hautprobleme wie trockene oder sensible Haut, Ausschlag und Juckreiz sind häufig Zeichen einer unzureichenden Versorgung mit Vitaminen.

Vitamin A
Vitamin A ist ein wirksamer Radikalenfänger und sorgt für gesunde Haut. Es spielt insbesondere bei der Zellteilung, bei der Wundheilung und bei der Hautregeneration eine große Rolle. Vitamin-A-Säure wird sowohl in der Akne-Therapie als auch zur Minderung von Fältchen eingesetzt. Ein Vitamin-A-Mangel äußert sich durch trockene, schuppige Haut, glanzloses, sprödes Haar und brüchige Fingernägel.

In seiner aktiven Form kommt Vitamin A nur in Lebensmitteln tierischer Herkunft vor, z. B. in:

- Lebertran
- Fisch

- Leber
- Eiern

Die Vorstufen (Provitamin A), die sogenannten Beta-Carotinoide, sind hauptsächlich in gelbem und grünem Gemüse (z. B. Karotten, Spinat, Petersilie, Fenchel, Spinat) enthalten.

Das Vitamin A ist ein fettlösliches Vitamin, die Aufnahme aus der Nahrung ist daher nur bei gleichzeitiger Zufuhr von Fett möglich. Daher empfiehlt man beispielsweise, Karottensaft immer mit ein paar Tropfen Öl zu trinken.

Der durchschnittliche Tagesbedarf eines Erwachsenen an Vitamin A beträgt 0,8 mg, an Beta-Carotin ca. 5 mg.

Achtung: Schwangere dürfen kein hoch dosiertes Vitamin A zu sich nehmen.

Bei den Beta-Carotinoiden besteht keine Gefahr der Überdosierung. Letztere finden sich auch oft in Bräunungstabletten. So kann Beta-Carotin in Kombination mit Lycopin und Lactobacillus Johnsonii die Widerstandskraft der Haut gegenüber UV-Strahlen stärken. Das Eigenschutzsystem der Haut wird gestärkt, die Sensibilität gegenüber UV-Strahlen sinkt. Das Ergebnis ist eine intensivere Bräune.

Vitamin B_1 (Thiamin)

Vitamin B_1 ist besonders wichtig für den Zuckerstoffwechsel. Es beschleunigt die Weiterverarbeitung von Zucker im Körper und senkt dadurch den Blutzuckerspiegel. So kann der Zucker die kollagenen Fasern der Haut nicht angreifen und die unsichtbaren Minientzündungen in der Haut werden reduziert. Auf diese Art schützt es vor frühzeitigen Alterungserscheinungen.

Vitamin B_1 kommt vor allem vor in:

- Haferflocken
- Weizenkeimen
- grünen Erbsen
- Naturreis
- Vollkornbrot

Der Tagesbedarf eines Erwachsenen beträgt 1,6 mg.

Vitamin B_2 (Riboflavin)

Vitamin B_2 spielt eine besondere Rolle bei der Umwandlung von Fetten, Eiweißen und Kohlenhydraten in Nährstoffe. In Verbindung mit Vitamin A fördert es die Heilung von Hautentzündungen. Bei Vitamin-B_2-Mangel verhornt die Haut stärker. Es kann auch zu schuppigen Stellen im Bereich der Nasolabialfalte und zu eingerissenen Mundwinkeln kommen.

Vitamin B_2 kommt vor allem vor in:

- Käse
- Leber
- Mandeln
- Pilzen
- Avocados

Der Tagesbedarf eines Erwachsenen beträgt ca.1,6 mg.

Vitamin B_3 (Nikotinsäure/Niacin)

Niacin ist nicht nur ein Radikalenfänger, es wirkt auch gefäßerweiternd. Wer zu wenig Vitamin B_3 zu sich nimmt, leidet oft unter einer verstärkt sonnenempfindlichen Haut und unter aufgesprungenen Lippen.

Vitamin B_3 kommt vor allem vor in:

- Vollkornprodukten
- Fleisch
- Sardinen
- Milchprodukten
- Eiern
- in geringeren Mengen auch in Bierhefe, Hülsenfrüchten und Obst

Der Tagesbedarf eines Erwachsenen beträgt ca. 18 mg.

Vitamin B_5 (Panthenol, Pantothensäure)
Panthenol wirkt entzündungshemmend und schützt vor vorzeitigem Altern. Es ist wichtig für den Energiestoffwechsel und hält das Gewebe elastisch. Haut, Haare und Nägel benötigen für ihren Aufbau Pantothensäure. Als Medikament wird Pantothensäure zur äußerlichen Behandlung von Wunden und Verbrennungen eingesetzt.
Vitamin B_5 kommt in sehr vielen Lebensmitteln vor, besonders in:

- Innereien
- Vollkornprodukten
- Eiern
- Nüssen (v. a. Pinienkernen)
- Reis
- Obst, Gemüse
- Milch
- Bierhefe

Der durchschnittliche Tagesbedarf eines Erwachsenen beträgt ca. 6 mg.

Vitamin B_6

Vitamin B_6 ist ein Baustein der Botenstoffe, die für die Reizübertragung zwischen den Nervenzellen verantwortlich sind. Vitamin-B_6-Mangel zeigt sich durch unreine Haut und wunde Mundwinkel. Oft äußert sich ein Vitamin-B_6-Mangel auch durch trockene, rissige Haut. Diese sogenannte seborrhoische Dermatitis erkennt man an den geröteten und schuppigen Stellen im Bereich der Augenbrauen oder der Nasolabialfalte.

Vitamin B_6 ist in fast allen Lebensmitteln enthalten, besonders reichlich in:

- Weizenkeimen und -kleie
- Geflügel
- Eigelb
- Milchprodukten
- Fisch
- Bananen
- Grüngemüse

Der Tagesbedarf eines Erwachsenen beträgt 2,1 mg.

Vitamin B_9 (Folsäure)

Folsäure ist besonders wichtig für die Blutbildung und die Zellteilung und stellt einen wesentlichen Baustein der Erbinformation in den Zellkernen dar.

Folsäure kommt besonders reichlich vor in:

- Tomaten
- Bierhefe

Der Tagesbedarf eines Erwachsenen beträgt ca. 0,3 mg.

Vitamin B_{12} (Cobalamin)

Vitamin B_{12} hilft den Zellen beim Wachstum, bei der Reifung und bei der Zellteilung. Vitamin B_{12} ist das einzige wasserlösliche Vitamin, das im Körper gespeichert werden kann, alle anderen Substanzen dieser Gruppe müssen regelmäßig in entsprechend großer Menge aufgenommen werden. Bei einem Vitamin-B_{12}-Mangel kann es ebenfalls zu einer seborrhoischen Dermatitis (Schuppungen und Rötungen im Gesicht), aber auch zu einer verstärkten Bildung von Pigmentflecken kommen.

Vitamin B_{12} kommt fast ausschließlich in tierischen Produkten vor wie:

- Fleisch
- Fisch (Hering, Forelle)
- Milch
- Eiern

Der durchschnittliche Tagesbedarf eines Erwachsenen beträgt ca. 1 mg.

Vegetarier müssen besonders auf eine ausreichende Zufuhr von Vitamin-B_{12}-haltigen Nahrungsmitteln achten. Diese kann z. B. durch fermentierte Sojaprodukte wie Miso oder durch bestimmte Algenprodukte erfolgen.

Vitamin C (Ascorbinsäure)

Dieses Anti-Aging-Vitamin ist eines der am längsten bekannten Vitamine und ein potenter Radikalenfänger. Ascorbinsäure hilft auch bei der Bildung und Vernetzung von Kollagen und festigt so Bindegewebe und Haut. Außerdem fördert es die Fähigkeit, Feuchtigkeit in der Haut zu binden. Es stärkt das Abwehrsystem, fördert die Wundheilung und verbessert die Eisenaufnahme aus pflanzlichen Lebensmitteln. Bei Mangel an Vitamin C kommt es durch die gestörte Bildung des Kollagens zu einer Schwäche des Bindegewebes.

Gewisse sekundäre Pflanzenwirkstoffe haben noch bessere Wirksamkeit. So hat beispielsweise das Hydroxytyrosol in der Olive 50-mal mehr Radikalenfängeraktivität als Vitamin C.

Die wichtigsten Vitamin-C-Quellen sind:

- Zitrusfrüchte
- Sanddorn
- schwarze Johannisbeeren
- Paprika
- Brokkoli
- Sauerkraut
- Kartoffeln

Empfohlene Tagesdosis: 75 mg

Vitamin E (Tocopherol, Alphatocopherol)

Vitamin E hat auf viele Vorgänge im menschlichen Körper eine positive Wirkung. Es ist einer der wichtigsten Radikalenfänger und verhindert Schäden und Ablagerungen an der Zellmembran. Es schützt vor Falten, Altersflecken und Arterienverkalkung. Vitamin E wirkt vor allem in Kombination mit den anderen Vitaminen A und C und den Spurenelementen.

Die neu auf den Markt gebrachten Vital-Eier mit ihrem 5-mal höheren Vitamin-E-Gehalt können wirklich als Potenzeier bezeichnet werden.

Vitamin E kommt vor allem vor in:

- Weizenkeimen
- Pflanzenölen
- Vollkorngetreide
- Nüssen
- Grünkohl und Spinat

Der durchschnittliche Tagesbedarf eines Erwachsenen beträgt ca. 12 mg.

Vitamin H (Biotin)

Vitamin H wird zu Recht als Haut-und-Haar-Vitamin bezeichnet, denn Biotin ist wichtig für die Gesundheit von Haut und Haaren, den Fettstoffwechsel, das Wachstum sowie für das Nervensystem. Es fördert die Zellregeneration und den Gewebeaufbau und reguliert die Fettproduktion der Talgdrüsen. Als Medikament wird Biotin bei Akne, schuppigen Dermatosen und einer Neigung zu entzündlichen Hauterkrankungen eingesetzt.

Ein Mangel zeigt sich durch Haarausfall, trockene Haut und Hautentzündungen.

Natürliches Biotin findet sich unter anderem in:

- Hefe
- Leber
- Nieren
- Hirn
- braunem Reis
- Nüssen
- Eigelb

Der durchschnittliche Tagesbedarf eines Erwachsenen beträgt ca. 0,15 mg.

Coenzym Q10

Coenzym Q10 ist ein physiologisches, lebenswichtiges Element der Mitochondrien (Kraftwerke der Zellen) und ermöglicht die Umwandlung von Nahrungsenergie in Körperenergie.

Coenzym Q10 neutralisiert zudem die zellschädigenden freien Radikale und verlangsamt somit den Alterungsprozess. Es wird im Körper normalerweise in ausreichender Menge gebildet, doch mit zunehmendem Alter und bei Fehlernährung kann es zu Mangelerscheinungen kommen. Coenzym Q10 wird deshalb als Nahrungsergänzung immer populärer. In Japan und den USA ist der Vitalstoff bereits seit vielen Jahren als lebenswichtige Substanz anerkannt und geschätzt.

Coenzym Q10 findet sich unter anderem in:

- Hülsenfrüchten
- Soja
- Fisch (Sardinen, Makrelen)
- Fleisch
- Nüssen

Mineralstoffe und Spurenelemente

Kein Anti-Aging-Supplement wäre komplett ohne die altbekannten Mineralien und Spurenelemente, denn unsere zuckerreiche Ernährung bringt unseren Mineralstoffwechsel richtig aus dem Gleichgewicht. Mineralien sind auch an der Bildung von Enzymen und dem Stoffaustausch durch die Zellwände beteiligt. Ohne Eisen wird die Haut trocken. Kalium und Natrium regeln den Flüssigkeitsdruck im Gewebe und nehmen dadurch Einfluss auf die Prallheit der Haut.

Hier die für die Haut wichtigsten Mineralien im Überblick.

Kalzium

Kalzium stärkt nicht nur Knochen, Zähne und Haut, sondern reguliert auch Entzündungen im Körper.

Achten Sie bei Kalziumtabletten auf die Zusammensetzung: Kalziumzitrate werden vom Körper besser aufgenommen als die üblichen Kalziumkarbonate, sind allerdings auch ein bisschen teurer. Die Angst, durch Kalziumkonsum zu verkalken, ist übrigens völlig unbegründet.

Kalzium findet sich unter anderem in:

- Milchprodukten (Jogurt, Kefir)
- Lachs, Sardinen
- grünem Blattgemüse
- Tofu
- Nüssen und Samen

Empfohlene Tagesdosis: 900 mg

Magnesium

Magnesium hält die Zellwände stabil und zugleich durchlässig. Es erfüllt im Körper vielfältigste Funktionen und unterstützt zahlreiche enzymatische und antioxidative Vorgänge.

Magnesium findet sich unter anderem in:

- grünem Blattgemüse
- Beeren

- Knoblauch, Zwiebeln, Lauch
- Buchweizen
- Nüssen
- Volkornprodukten

Empfohlene Tagesdosis: 350 mg

Zink

Zink optimiert die Zellregeneration und die Wundheilung und unterstützt die antioxidativen Schutzenzyme. Zink hilft bei Akne, Haarausfall und Neurodermitis. Einen Mangel erkennt man unter anderem an weißen Flecken auf den Nägel und schütterem Haar.

Doch Zink ist auch ein wirksames Aphrodisiakum. Casanova hat stets Austern gegessen, bevor er wieder eine junge Dame beglückt hat. Das darin enthaltene Zink hat als Aromatase-Hemmer den Testosteron-Spiegel erhöht und dadurch seine Manneskraft gestärkt.

Zink findet sich unter anderem in:

- Kürbiskernen
- Weizenkleie
- Sesamsamen
- Krabben, Garnelen
- Camembert

Empfohlene Tagesdosis: 5 mg

Selen

Selen kommt im Körper in den Zähnen und in den Knochen sowie in Enzymen vor. In Antischuppen-Shampoos und in einer Reihe von Medikamenten gegen Hauterkrankungen befindet sich Selen. So wird es als therapieunter-

stützendes Medikament bei der Behandlung der Kleienpilz- und Schuppenflechte angewandt. Oral eingenommen wirkt es entgiftend.
Selen findet sich unter anderem in:
- Knoblauch
- Soja
- Rotbarsch
- Tunfisch

Empfohlene Tagesdosis: 30 mg

Kupfer
Kupfer fördert die Bildung der Hautbestandteile Kollagen und Elastin und damit die Festigkeit und Elastizität der Haut. Es verleiht der Haut darüber hinaus ein strahlendes, faltenloses Aussehen.

Kupfer wird auch zur Behandlung entzündlicher Hautkrankheiten eingesetzt. Ein Mangel zeigt sich durch Pigmentstörungen an Haut und Haar.
Kupfer finden sich unter anderem in:
- dunkler Schokolade
- Kakao
- Meeresfrüchten
- Hülsenfrüchten

Empfohlene Tagesdosis: 3 mg (möglichst zusammen mit Zink)

Gute Anti-Aging-Mittel sind ...

1. antioxidativ: Sie fangen zellschädigende freie Radikale.
2. antiinflammatorisch: Sie löschen die unsichtbaren Mikroentzündungen in der Haut.
3. hypoglykämisch: Sie senken den Blutzucker.
4. antiviral: Sie bekämpfen Viren.
5. antimikrobiell: Sie bekämpfen Bakterien.
6. blutdrucksenkend.

9. Verwöhnen Sie Ihr goldenes Organ

Es war einmal eine Frau, die wurde 100 Jahre alt und hatte bis ins hohe Alter eine Haut wie Alabaster. Sie lebte nicht nur gesund und mäßig, das Besondere an ihr war, dass sie ihr ganzes Leben lang einen Hut mit Schleier trug. Kein Sonnenstrahl brannte Runzeln und Pigmentflecke in ihre Haut, niemals ließ Smog den Teint grau und fahl wirken und auf Falten beschleunigende Mimik hatte sie wohl auch vergessen, denn die hätte unter dem Schleier ohnehin niemand gesehen.

Diese Geschichte ist wahr, aber Neid können Sie sich sparen, denn Zyniker bemerken zu Recht: »Was bringt der schönste Teint, wenn er tagaus, tagein von einem Schleier verborgen ist?«

Doch bevor Sie verzweifeln: Hier kommt die gute Nachricht. Moderne, hautschützende Schleier sind unsichtbar. Sie stecken in Pflegecremes und sind die ideale Ergänzung zu Ihrer Anti-Aging-Ernährung. So enthalten schon viele Tagescremes einen Sonnenschutzfilter. Ganz einfach, weil die meisten von uns vor dem Weg zum Bäcker kaum zur Sonnencreme greifen. Aber es gibt noch mehr pflegende Schutzschleier: Chinesische Minze soll die Haut vor schädlichen Bakterien, Lycopin (ja, das Lycopin aus der Tomate!) – auch äußerlich angewandt – vor Umweltschäden schützen.

Leben Sie nach den fünf Säulen des Anti-Aging, haben Sie bereits die perfekte Basis für Ihr jugendliches Aussehen gelegt. Warum Sie dennoch nicht auf Pflegecremes verzichten sollten? Weil die Haut jede Art von Zuwendung in

Form von pflegenden Streicheleinheiten liebt. Ein nicht zu vernachlässigender Aspekt der Schönheitspflege ist nämlich allein die Beschäftigung mit Ihrer Haut – das sanfte Streicheln, die Berührung, die wiederum die hauteigene Stoffwechselaktivität anregt. Kommen dann mit der Creme auch noch ergänzende Wirkstoffe an Ihr goldenes Organ, haben Sie das Optimum der Hautpflege erreicht.

Wunder darf man sich bei bereits bestehenden tiefen Falten von einer Creme freilich keine erwarten. Schließlich nimmt man sich ja auch einige Jahrzehnte Zeit, um alt zu werden. Da kann man nach einem Monat Anwendung einer Creme nicht erwarten, dass Falten plötzlich verschwinden. Allerdings kann man das Erscheinungsbild der Haut durch hochwertige Pflegeprodukte, die ihre Wirksamkeit in der Haut entfalten, nachhaltig verbessern.

Auch kompetente Schönheitschirurgen betonen die Wichtigkeit einer guten Hautpflege. Es lohnt sich also auf jeden Fall, der Haut Gutes zu tun und zu hochwertigen und gut verträglichen Pflegeprodukten zu greifen. Das gilt übrigens auch für Männer.

So wie bei Ihren Mahlzeiten gilt auch bei Cremes die Devise: Die Haut soll optimal ernährt werden. Anti-Aging-Wirkstoffe sollen die Zellen aufpäppeln und so deren Lebensdauer verlängern, was wiederum den Hautalterungsprozess hinauszögert.

In Pflegecremes sind dieselben Wirkstoffe gefragt, die auch Ihre Anti-Aging-Ernährung so wertvoll machen. Besonders gerne in der Schönheitspflege eingesetzt werden Vitamin B_3, Vitamin C, Vitamin E, Coenzym Q10, Grüntee-Extrakt sowie zahlreiche Aktivstoffe pflanzlicher und biologischer Herkunft, die von forschenden Konzernen entwickelt werden. Vitamin C strafft das Bindegewebe und wirkt wie Vitamin E stark antioxidativ. Coenzym Q10 wirkt entgiftend und steigert die Kraft der Zellen.

Gerne in Anti-Aging-Cremes eingesetzt werden auch Retin-A, Glycolsäure, Salicyl- und Fruchtsäuren, und seit ganz kurzer Zeit die noch besser wirksamen Lipohydroxsäuren. Sie haben die Aufgabe, Zellen von der obersten Hautschicht abzulösen und so die Produktion neuer, junger Zellen anzukurbeln.

Neben den klassischen Schönmachern sind die Kosmetikforscher auch ständig auf der Suche nach neuen Wirkstoffen aus der Natur, was wiederum beweist, dass der alte Spruch »gegen jedes Wehwehchen ist ein Kraut gewachsen« auch für das Problem der vorzeitigen Hautalterung gilt.

Natur und Hightech

Pflanzen sind Lebewesen, in deren Molekülen eine unglaubliche Energie steckt. Erst jetzt an der Schwelle zum dritten Jahrtausend stehen den Kosmetikherstellern die notwendigen Techniken zur Verfügung, um deren Wirkungsweisen und den Nutzen, den wir daraus ziehen können, bis ins letzte Detail zu erforschen. Bei der Suche nach Wirkstoffen konzentriert man sich heute bevorzugt auf Pflanzen, die immer schon den Ruf hatten, der Schönheit und der Gesundheit dienlich zu sein.

Der Schlüssel zur ewigen Jugend liegt in der Telomerase: Unsere Zellen altern, weil bei jeder Zellteilung die Telomere, das sind die DNA-Stränge im Inneren des Zellkerns, kürzer werden, bis irgendwann keine Zellteilung mehr möglich ist. Pflanzliche Botenstoffe sollen die Zellen so stark und energiegeladen halten, dass der Kopierprozess, der bei der Zellteilung stattfindet, sauberer abläuft und so die Lebensdauer der Zelle verlängert wird. Immer neue pflanzliche Botenstoffe suggerieren der Zelle, sich auch im fortgeschrittenen Alter wie eine junge Zelle zu verhalten. Hilfe zur Selbsthilfe sozusagen.

Östrogen aus Pflanzen

Die pflanzliche Molekularforschung steht erst am Anfang. Was die Kosmetikfirmen bereits ganz gut hinkriegen, ist der Einsatz von pflanzlichen Hormonen in Pflegecremes. Hormone sind auch in Form von Gesichtscremes ein Jungmacher. Vor allem das weibliche Sexualhormon Östrogen ist ein wahres Junghormon für die Haut. Es hat die Fähigkeit, Feuchtigkeit zu speichern, aktiviert die Bildung von Kollagen und verbessert die Durchblutung.

Auch bei Pflanzen regeln sogenannte Phytohormone (z. B. Auxine, Gibberelline und Cytokinine) Stoffwechsel, Wachstum, Reifung, Alterung und Entwicklung.

Eindeutiger Toplieferant für diese Phytoöstrogene ist Soja. Die Forscher der französischen Apothekenmarke Vichy kombinieren in der Pflegeserie »Neovadiol« Sojaflavonoide mit den patentierten Aktivstoffen Pro-Xylane™ und Isobioline™ und haben in einer dreimonatigen klinischen Studie eine messbare Zunahme der Hautdichte bewiesen.

10. Ode an die Freude

Wenn Sie dem Organismus den notwendigen Treibstoff liefern, wird er zu Ihrer Zufriedenheit arbeiten. Die Organe werden funktionieren und die Haut wird ihre natürliche Schönheit bis ins hohe Alter ausstrahlen. Wenn Sie zudem noch Ihr Leben als sinnvoll betrachten und nicht mit Ihrem Schicksal hadern, sondern trotz den Herausforderungen des Lebens zufrieden sind und lernen, allfällige Probleme als Chance zu sehen, wird sich diese Lebenshaltung auch in Ihrem Äußeren widerspiegeln. Denn nicht nur das Funktionieren und das Zusammenspiel der einzelnen Organe ist von Bedeutung, sondern auch der Zustand Ihres Glücks, denn die Haut spiegelt nicht nur die Organe, sondern auch die Seele wider.

Zärtlichkeiten und Sex

Babys, die in den ersten Lebensjahren besonders viele Streicheleinheiten und Zärtlichkeiten bekommen, entwickeln als Erwachsene ein besseres Immunabwehrsystem und werden seltener krank. Glückliche Liebesbeziehungen sollen einen ähnlichen Effekt auf die Abwehrkräfte haben. Ein erfülltes Liebesleben hält außerdem die Hormonproduktion in Schwung. Denn unsere Hormone dirigieren das Konzert des Lebens: Setzt man die Lebenshormone wie Östrogen, Testosteron, Melatonin oder das Wachstumshormon mit der jugendlichen Erscheinung in Verbindung, merkt man zweifellos den nahen Zusammenhang.

Dazu ein Beispiel aus dem Ordinationsalltag: Eine Schmuckverkäuferin kam in die Praxis. Sie sah müde und depressiv aus, das Gesicht faltig und verhärmt. Als sie knapp ein Jahr später wiederkam, erkannte ich sie zuerst gar nicht mehr. Sie sah 20 Jahre jünger aus, strahlend und schön und war über dies im 5. Monat schwanger von ihrer neuen Liebe.

Die Gabe von Hormonen, um jugendliche Hormonspiegel zu erhalten, zeigt deutlich eine Korrelation mit dem Erhalt der jugendlichen Erscheinung. Die Substitution ist aber, wie neue Studien gezeigt haben, nicht ganz ungefährlich, und das Bestreben sollte dahin gehen, die körpereigene Produktion zu stimulieren. Die effektivste Art dafür ist regelmäßige sexuelle Betätigung. Dem Nachlassen der Hormonproduktion sollten Sie erhöhte erotische Stimulation entgegengesetzen.

Im Taoismus wird dem älteren Mann mehr Erotik empfohlen als dem jungen, wenngleich auch die Orgasmushäufigkeit reduziert werden sollte. Doch gerade ein Orgasmus löst einen derartigen Hormonschub aus, dass eine Pille, die denselben Hormoncocktail enthalten würde, von der FDA, der amerikanischen Zulassungsbehörde, niemals auf den Markt gelassen würde.

Die Kraft der Hormone beschwor schon Heinrich Heine in seinem Gedicht über die Lotusblüte, wo er verblümt darauf hinweist, dass man nicht nur über die Liebe philosophieren, sondern auch gleich direkt zur Sache kommen sollte.

Sexuelle Aktivität ist ein Jungbrunnen! Frauen, die 3-mal pro Woche Sex haben, schauen um sieben Jahre jünger aus als solche, die nur einmal pro Woche sexuellen Verkehr haben (bei Männern weniger deutlich sichtbar).

In Wien bezeichnet man dieses Phänomen als »feuchtes Auge«.

Doch was tun, wenn der Lebenspartner fehlt? Lassen Sie sich so oft wie möglich berühren, bei Massagen oder Shiatsu-Therapien. Das Geheimnis der Berührung ist noch nicht ganz geklärt, die wohltuende Kraft, die ihr innewohnt, aber unbestritten.

Das Leben genießen

Das Leben zu genießen ist für viele von uns im Alltag gar nicht so einfach. Stress und Hektik verhindern oft ein Innehalten und ein Besinnen auf das Wesentliche. Bemühen Sie sich deshalb um eine Reflexion auf alle schöne Dinge, die Sie umgeben. Stellen Sie sich jeden Tag die Frage: Was habe ich heute getan, um meine Lebensqualität zu verbessern, und was kann ich morgen dafür tun?

Von Paul Hörbiger stammte einst der berühmte Ausspruch: »Für angenehme Erinnerungen muss man im Voraus sorgen.« Nehmen Sie sich daran ein Beispiel und planen Sie für jeden Tag etwas, das Sie glücklich macht: vom liebevoll zubereiteten Morgenmüsli mit frischen Beeren über ein Ölbad oder einen Waldspaziergang bis hin zu jeglicher Art von sozialer Freizeitgestaltung, die Sie glücklich macht.

Versuchen Sie in Zukunft auch ganz bewusst, auf all die schönen Kleinigkeiten in Ihrem Leben zu achten und diese zu schätzen. Tanken Sie Energie, indem Sie sich beim Spazierengehen ganz bewusst an der vielfältigen Schönheit der Natur erfreuen, am Lächeln Ihrer Lieben, an allem, was Ihre Sinne berührt. Sie werden zufriedener sein und

Unangenehmes wird Sie nicht mehr so leicht aus der Bahn werfen.

Und leben Sie nicht nach Ihrem tatsächlichen, sondern nach Ihrem biologischen Alter. Die gute Nachricht lautet: Der Mensch fühlt sich heute bereits um zehn Jahre jünger, als er ist. Kleines Beispiel gefällig: Ein Elternpaar, er 85, sie 75, kommt von einer Kreuzfahrt zurück. Ihr Sohn fragt: »Wie war's?« Die Antwort der Eltern: »Wunderschön, aber alles alte Leute.«

Nobody is perfect!

In unserer von Zwängen und pseudofreier Unfreiheit dominierten Welt neigen wir dazu, sogar die schönen Dinge des Lebens in ein Zwangskorsett zu stecken. Denn Leistung ist alles.

Es ist schön, wenn Sie alles, was Sie zum Erhalt der Schönheit und des langen Lebens gelesen haben, beherzigen wollen. Hüten Sie sich aber davor, es ohne Wenn und Aber und ohne Ausnahmen umsetzen zu wollen, denn diese Perfektion kann niemand durchhalten.

Der erste Fehltritt ist zwangsläufig vorprogrammiert: etwa bei einer Geburtstagsfeier, wo wir nicht zwei Gläschen Rotwein, sondern fünf getrunken und zwei Stück süßer Torte genossen haben. Auf diesen Ausrutscher mit Frustration zu reagieren, wäre grundfalsch. Perfektion ist das Gegenteil eines freudvollen Lebens, das geprägt ist von Unzulänglichkeiten und kleineren Schwächen. Ist es doch genau dieses allzu menschliche Verhalten, das uns von Robotern unterscheidet.

Perfektionswahn führt auch schnurstracks zum Krankheitsbild der Orthorexie, dem krankhaften »gesund Essen«. Bei Orthorexie wird der Tagesablauf der Betroffenen von dem Gedanken bestimmt, nur absolut Gesundes zu sich zu nehmen. Dabei geht nicht nur die Lust am Essen verloren, dieses Verhalten kann bis zur sozialen Isolation führen. Dabei ist Essen doch mehr als nur Nahrungsaufnahme, es ist ein soziales Ereignis, kann Glücksgefühle erzeugen und macht so in mehrfacher Hinsicht schön.

Genießen Sie die Schönheit des Lebens, wozu auch der Erhalt Ihrer Schönheit gehört! Und vergessen Sie nicht, ab und an auch über sich selbst zu lachen. Laissez-faire ist ein Lebensweg, der den Stresspegel abbaut und Sie fröhlich und heiter durch ein Leben führt, in dem Sie lang jung und schön bleiben werden.

Zum Abschluss noch eine Weisheit von Siddhartha Gautama (Buddha): »*There is no way to happiness – happiness is the way.*«

Epilog

Um Schönheit zu erlangen, konzentrieren sich die meisten Autoren ausschließlich auf Anti-Aging Methoden von außen, wie Peelings, Laser, Unterspritzungsmethoden und operative Eingriffe. Dieses Buch zeigt, dass wahre und langfristige Schönheit vor allem von innen kommt. Es zeigt einfach und lebhaft, dem interessierten Laien und dem Fachmann gleichermaßen, wie intensiv stille innere Brandherde und oxidative Vorgänge der langfristigen Gesundheit und Schönheit zusetzen. Dieses Buch kombiniert uraltes Wissen mit den Ergebnissen modernster Forschung, sodass Sie den neuesten Stand der Altersprävention auf einfache Weise in Ihren Alltag einbauen können.

Nutzen Sie die natürlichen Kräfte für sich und holen Sie sich Schönheit und Wohlbefinden von innen. In 28 Tagen erneuert sich Ihre Haut, in nur 28 Tagen können Sie schöner sein und sich auch wohler fühlen.

Prof. Dr. Markus Metka

Geboren 1951, Präsident der Österr. Menopause- und Andropause-Gesellschaft, und der Österr. Anit-Aging-Gesellschaft, Oberarzt der Abteilung für Endokrinologie und Sterilitätsdiagnostik an der Universitätsfrauenklinik in Wien.

Dr. Johannes Neuhofer

Geboren 1956. Facharztpraxis für Haut- und Geschlechtskrankheiten in Linz seit 1987, Obmann der Fachgruppe Dermatologie in OÖ. seit 2003, Initiator des internationalen Anti-Aging-Kongresses.